〈수세보원壽世保元〉 들춰보기

수세보원
壽世保元
들춰보기

이강재 지음

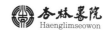

杏林書院
Haenglimseowon

동무 그리고 신축년의 인연

　도서관의학에서 임상의학을 거쳐 실험실의학으로 발전한 서구의학이 라틴어로 된 의학서적을 자국어로 번역하는 과정은 유럽 전역의 의학이 발전하는 계기가 되었다. 한의학은 여전히 중국의 한자문화에 영향을 받아 한자어를 쓴다. 일반인들이 알고 있는 약이 한자이면 장벽이다. 파의 흰 뿌리 부분을 '총백(蔥白)'이라 하면 정보가 전달되기 어렵다.

　이제마의 사상의학이 단순히 체질을 네 부류로 나누고 음식을 가리는 기준으로만 알려지게 된 건 한자 탓도 있다. 이강재 원장의 『수세보원 들춰보기』는 유럽의 자국어 의학서적 보급과 같은 느낌이다. 세대와 언어장벽을 넘어 의미를 정확하게 전달하는 매력 때문이다. 그는 한 우물만 파는 공부를 실천하는 글쟁이 한의사이다. 이원장과 인연은 우연히 전해 받은 『개념8체질』로 시작되었다.

판문점 선언이 채택된 2018년은 국립대인 부산대학교에 한의학 전문대학원이 설립된 지 10주년이 되는 해였다. 고종의 퇴위로 폐교된 '동제의학교(同濟醫學校)'의 '동포구제'의 맥을 잇는 국립대로서 개원 기념 이벤트를 구상하면서 동아시아 전통의학의 세계화 단초를 만들고 싶었다. 남북이 함께 중국을 거쳐 유럽까지 진출하는 한의학 콘텐츠로 '사상의학'만한 것이 없었다.

이제마가 현감을 지냈던 진해는 지금은 창원시 마산합포구 진동면 진북면 진전면 일대인데 이곳에서 고향인 함흥(현재 함주군)까지 남북을 연결하고, 중국에서도 사상의학을 소수민족인 조선족의 '조의학(朝醫學)'으로 공인하고 있기에 '사상의학, 남북을 잇다'는 주제로 연변대학과 교류도 진행하였다. 남·북·미 국제관계로 진척이 어려워 '잇는' 구상은 진행형이다.

'신축년을 앞두고 신탁을 받은 느낌'이라며 흥분한 전화를 받았다. 2020년 11월 창원에서 동무 이제마의 삶을 재조명하는 심포지엄에 연자로 초청하여 직접 만난 그 해 연말이었다. PC에서 문서를 작성하고 집에서 책 만드는 세상에 살면서 120년 전 필사본, 수초본, 목활자본, 구본, 신본 등 출판 과정을 짐작하기는 쉽지 않다.

『수세보원 들춰보기』는 이제마의 원고 작성부터 최종 필사본 두루마리 그리고 출판비용 마련을 위한 계 조직, 제자들과 주변인들의 수정 보완 과정, 임상 진료기록 등 다양한 문서를 근거로 필사본인 〈보제연설(普濟演說)〉에 감춰진 비밀의 실마리를 들춰보는 기록에 집중한다.

　방대한 중국 서적을 체계적으로 정리한 허준의 대를 이어, 기존 처방으로 치료되지 않는 병의 원인을 밝히려고 '타고 난 개인차'에 주목하여 동무(東武)는 '사상의학'을 창안하였다. 그의 저술이 1901년 '동의(東醫)'의 이름으로 『수세보원(壽世保元)』이 출간되었던 신축년을 2021년에 다시 맞으며 '미래 개인맞춤의학'을 예견한 그를 만난다. 문헌과 임상을 겸비하고 셜록 홈즈와 같은 이강재 원장의 집요한 추적 덕분이다.

　'대동사회'를 꿈꾸었던 동무의 이상세계가
　조만간 펼쳐지길 기대하며
　부산대학교 양산캠퍼스 한의학전문대학원
　양생기능의학교실 연구실에서

　2021년 6월
　한의학박사 권영규

일러두기

1) 이 책에 들어간 사진 자료 중에 많은 부분은 이경성 박사가 제공한 것이다.

2) 〈보제연설〉과 관련한 내용은 안상우 박사가 발굴하여 영인한 자료를 기초로 한 것이다.

3) 『상교현토 동의수세보원』과 7판, 혹은 7판본은 같은 책이다.

4) 〈함산사촌 동의수세보원 갑오구본〉과 〈동의수세보원 갑오본〉, 〈사촌본〉은 같은 의미이다.

5) 〈동의수세보원 구본〉과 〈석남촌본〉은 같은 의미이다.

6) 〈보건성 동무유고〉와 〈보건성본〉은 같은 의미이다.

7) 〈장서각 동무유고〉와 〈장서각본〉은 같은 의미이다.

8) 〈갑오구본〉과 〈갑오본〉, 〈구본〉은 같은 의미이다.

9) 〈경자신본〉과 〈경자본〉, 〈신본〉은 같은 의미이다.

10) 〈신축본〉 혹은 〈신축판〉과 〈인본〉, 초판은 같은 의미이다.

11) 〈동의수세보원 사상초본권〉과 〈사상초본권〉은 같은 의미이다

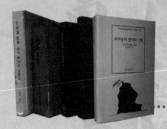

목차

[2] 수세보원

[3] 지기

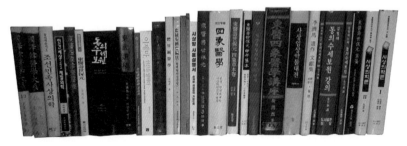

〈수세보원 壽世保元〉 들춰보기

[1]

보제연설
普濟演說

· · · · · · · · · · · · · · ·

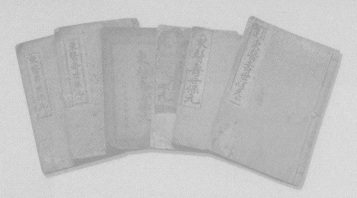

〈수세보원〉의 역사를 들추다가 〈보제연설〉을 발견했다.
이것은 〈동의수세보원보편〉이란 별칭을 가지고 있었다.
1901년에 출간된 『동의수세보원』의 100주년을 기념하는 해에,
청계천 고서점을 통해서 비로소 학계에 모습을 드러냈다.
동무 공은 '사상의학이 100년 후에 이 땅에서 큰 빛을 발할 것'이라고
예언하였다고 전하는데, 〈보제연설〉이 지닌 광채는
지난 20년간 사람들에게 감지되지 못했다.
보물을 알아보는 것은 전적으로 후인의 몫인데 말이다.

동무(東武) 공(公)의 친필(親筆)

이글은 선대에서 남긴 자료를 어떻게 판단해야 하는지 말하려고 하는 것이다.

최린

1878년에 함흥에서 최덕언(崔德彦)의 외아들로 태어난 여암(如菴) 최린(崔麟)은, 1904년(27세) 7월에 도일하여 1909년 7월에 메이지(明治)대학 법과를 졸업한다. 귀국하여 1910년(33세) 10월에, 일본에서 안면이 있던 의암(義菴) 손병희(孫秉熙)를 만나 천도교에 입교한다. 의암이 서거한 1922년 5월 19일 이후에는 실질적인 후계자로서 천도교 내에서 활동하면서 1947년(70세)에 대법사에 오른다.

기미년(42세) 독립선언서에 민족대표 33인으로 이름을 올렸는데, 3.1독립만세운동의 세부적인 계획과 교섭, 실행을 맡았었다. 1934년에 조선총독부 중추원참의가 되었고, 1937년에 조선총독부 기관지인 매일신보 사장에 취임하였다. 1939년에는 임전보국단 단장에 취임하는 등 친일파로 변절하였다는 평가를 받았다. 해방 후에 반민특위에 구속되어 재판을 받았고, 한국전쟁이 나고 1950년(73세) 7월 14일에 납북되어 1958년에 생을 마감하였다.

보원국

동무 이제마(李濟馬) 공은 1898년 4월 13일에, 17개월간 재직했던 고원군수(高原郡守)에서 물러나 함흥 시내 만세교 부근에 보원국(保元局)을 열고 있었다. 신병으로 신음하고 고통을 겪던 스물한 살의 최린은 1898년에, 당시 함흥 인근에서 명성이 높았던 동무 공을 찾아가서 진료를 받는다.

동무 공은 태소음양(太少陰陽)을 감별하기 위해서, 처음에는 맥을 잡아본 후 팔다리와 피부를 만져보았다. 그런 후에 종이와 붓을 주면서 시구 몇 구절을 쓰라고 한 후에 글씨를 자세히 살펴보았다. 마지막에는 앞뜰에 나가서 쌓여있는 화목(火木) 장작을 세 번 왕복하면서 나르게 하였다. 이상과 같이 시험한 후에 소음인이라고 하면서 향부자팔물탕(香附子八物湯) 처방을 써서 주었다. 최린은 그 처방약을 먹은 후에 살아났다는 것이다.

최린은 이 내용을 스스로 쓴 약력에 담아두었는데, 여암선생문집 편찬위원회에서 1971년 7월에 발간한 『여암문집』 상권에 실려 있다. 그리고 편찬위원장이었던 한의사 주동림(朱東林)이, 동일한 내용이 1971년 7월 15일에 나온 『한의학』 제37호에도 실리도록 하였다.

최린은 아래와 같이 썼다.

이상의 처방과 훈화는 「동무」 선생께서 나에게 친히 주신 바인데 선생께서 나의 위인과 성격을 거울과 같이 디려다 보시고 나의 수양과 장래 사업을 위하여 주신 계명이었다. 그 후 나는 선생의 이 처방에 의하여 불치의 병이 완치되었다.

처방이 들어 있는 그림의 구성

다음 페이지에 보이는 사진이 최린이 동무 공으로부터 받은 '처방과 훈화'이다.

이 자료는 중간에 굵게 표시한 적색 선을 기준으로 종이 두 면에 적힌 것을 하나로 합친 것으로 판단된다. 구성은 세 부분으로 (그림에서처럼) 1(처방), 2(훈화), 3(부기)의 박스로 나눌 수 있다.(자료에 대한 설명의 필요에 따라 내가 임의로 적색으로 선과 박스, 번호를 표시하였다.)

1) 처방

향부자팔물탕 내용이다. 전체 처방을 적은 후에, 백하수오는 인삼으로 대신할 수 있고, 관계 1돈을 추가할 수 있다고 보충하여 적어 넣었는데 글씨의 굵기가 다르다.

2) 훈화

금기(禁忌)와 소희(所喜)를 각각 나열한 후에, 희락지심(喜樂之心)

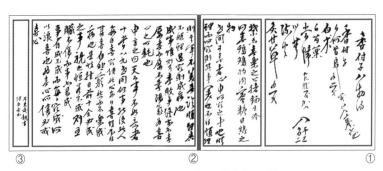

동무 공으로 부터 받은 '처방과 훈화'

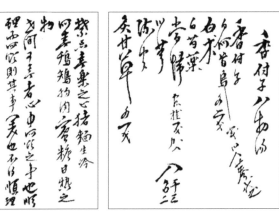

을 경계한 이유를 설명하는 내용이다.

3) 부기

'右東武親書 傳余者也'라고 적혀 있다. '오른쪽 부분은 동무 공이 친히 써서 내게 주신 것이다'라고 풀 수 있다. 스승 격인 분이 주신 것이므로 줄 부(付)가 아니라 스승 부(傳)를 쓴 것이라고 생각한다. 이 부분은 최린이 동무 공에게서 처방전을 받은 당일에 쓴 것이 아니라, 이 문서의 성격을 표시할 목적으로 나중에 적어 넣은 것이라고 짐작된다.

처방전 자료의 출처

최린이 이 자료의 훈화 부분과 동일한 내용을 필사한 다른 문서가 『여암문집』 상권의 면지로 앞과 뒷표지 안쪽에 동일하게 들어가 있다. 그리고 그 설명으로 "면지는 선생이 필사한 동의수세보원에 써 넣어준 동무 이제마 선생 친필"이라고 되어 있는데, 이는 『여암문집』 편집진이 전후의 사정을 자세히 알지 못하여 범한 실수라고 생각한다.

그런데 한편으로는 이로 미루어 볼 때, 아마도 동무 공의 친필이 들어 있던 처방전도 최린이 그런 식으로 자신이 필사한 동의수세보원 안에 함께 보관하지 않았을까 짐작해 볼 수는 있겠다. 최린은 1903년에 친구 한석교(韓錫敎)와 함께 사상의학을 연구한 적이 있으니 말이다.

친필이라는 의견

이 처방전 사진자료가 언제 한의학계에 알려졌는지 정확하게 알 수는 없다. 다만 주동림이,『여암문집』의 내용이『한의학』제37호에 실리도록 제공하였던 1971년에 함께 공개하지 않았을까 추측해 볼 수 있다. 사상의학을 공부하고 관심을 둔 대다수의 후학들은『한의학』제37호에 실린 내용과 함께, 사진 자료에 부기된 오른쪽을 '오른쪽 모든 내용'이라고 받아들였다.

1977년에 나온 이을호와 홍순용의『사상의학원론』에 사진이 들어 있고, 1991년 2월에 나온 박인상의『동의사상요결』면지에는 '동무 이제마 선생 친필 처방전'이라고 되어 있다. 1995년 9월에 나온『WIN』4호에 '역사인물 탐구 이제마' 기획기사에서는 '유일하게 남은 이제마의 친필로 경희한의대 송일병 교수가 소장하고 있다'고 밝혔다. 또한 2000년 10월에 나온 김달래의『이제마가 분석한 명인들의 사상체질』에서도 '최린에게 써준 이제마의 글씨'라고 사진 설명을 붙였다.

문제 제기

대한사상의학회 회장을 지냈던 최병일은 2000년대 초반에, 1962년 8월에 발간된『한국사상(韓國思想)』을 입수한다. 그런데 그곳에서 1971년의 내용과는 다른 부분을 발견했던 것이다.

『여암문집』에는 "비로서 소음인으로 판정하시고 다음과 같이 처방과 훈화를 즉석에서 선생이 친히 쓰시어 나에게 주시었다"로 되어 있는데,『한국사상』에는 "비로소 소음인으로 판정하시고 좌(左)와 같이 처방과 훈화를 즉석에서 선생이 부르시고 내가 받아쓰고 하였다"로 인쇄되어 있었던 것이다.

최병일은『한국사상』이 연대가 더 빠르므로, 이 처방전의 내용 전부는 동무 공이 부르는 것을 최린이 받아 적은 것으로 보는 것이 타당하다는 견해를 이경성에게 밝혔다. 이경성은 처방전의 필체가 최린의 것이라는 이야기를 김달래로부터 전해 듣기도 하였다.

그래서 이경성도 2003년 9월에는 최병일의 견해를 지지하는 쪽으로 돌아섰다.

동무 공의 친필

무엇이 팩트(fact)일까. 상식선에서 보자.

최린이 한학에 능하다 하더라도 의학적 지식이 없는 환자에게 자신이 주는 처방전을 대신 쓰라고 불러주는 의사는 없을 것이다. 한약 처방을 쓰는 의자(醫者)는 평소 손에 익은 대로 흘림체로 금방 쓱싹 쓰면 되기 때문이다.

훈화는 환자인 최린이 명심해야 하는 내용이니까 듣고 쓰면서 잘 새기라고 차근차근 불러주었을 것이다. 그것을 듣는 최린은 동무 공의 말을 따라가야 하니 속도를 내어서 받아 적었을 것이다.

그리고 마지막에 적힌 부기는, 이 처방전 문서의 성격을 표시하기 위해서 나중에 작은 글자로 차분하게 적어 둔 것이라고 나는 판단한다.

즉, 우(右)는 처방전 사진자료의 오른쪽에 위치한 향부자팔물탕 내용이다. 그것은 동무 공이 친히 쓴 것이다. 그런 후에 훈화 부분을 최린이 받아 적었다. 그런데 최린은 소음인이 맞을까.

향부자(香付子)가 단서(端緒)

이 사진자료를 '향부자팔물탕 처방전'이라고 부르겠다.

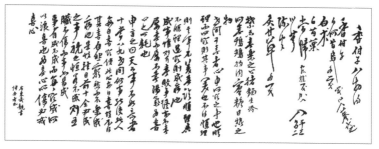

향부자팔물탕 처방전

추리

이것은, 나의 추리이다.

최린이 스물한 살이던 1898년에 함흥의 보원국에서 예순둘이던 동무 공을 처음 만났던 날에 최린은 香付子八物湯(향부자팔물탕)이라고 적힌 처방전을 받는다. 그리고 그 약을 먹고 병이 나았다. 이후에 종종 동무 공 문하에 출입하였고, 동무 공이 작고한 후인 1903년에는 고향 친구인 한석교의 집에 가서 『동의수세보원』을 연구하면서 필사도 하였다. 최린은 자신이 필사한 〈동의수세보원〉 안에 처방전을 넣어 두었다.

최린은 1910년에 천도교에 입교했고, 의암 손병희가 서거한 1922년 이후에는 실질적인 후계자로 활동했다. 반민특위에서 풀려난 1949년 4월 20일 이후에 그의 삶을 정리하고자 약력이란 제목으로 원고를 집필했다. 그의 나이 일흔둘이었다. 이 원고에는 1878년 출생부터 49세가 되던 1926년에 세계유람에 나서던 때까지가 기록되어 있다. 그는 이 원고를 제자인 군암(君菴) 이우영(李宇英)에게 맡겼다. 이우영은 이 원고를 천도교가 관여하는 잡지에 실을 생각이었으나 여의치 않았다.

한국전쟁이 터지고 1950년 7월 14일에 최린은 납북되었다. 그리고 1958년에 생을 마감하였다. 최린이 남긴 유품은 아들인 최혁(崔赫)이 보관하였다.

1962년에 천도교 관련 학술잡지인 『한국사상』 편집자는 당시에 천도교 종무원장이던 이우영이 소장하고 있던 최린의 원고를 「자서전」이란 제목으로, 동년 8월에 나온 제4호에 싣는다. "3.1운동사를 새로운 시각에서 연구하여야 한다는 사학계의 동향에" 좋은 사적 자료로 판단하였다는 것이다. 원고의 내용에서 맞춤법만 교정하고 원문을 그대로 실었다.

"~ 비로소 소음인으로 판정하시고 좌와 같이 처방과 훈화를
즉석에서 선생이 부르시고 내가 받아쓰고 하였다. 香附子八物
湯 香附子 白何首烏 各二錢(白何首烏或以人蔘代之) ~"

『한국사상』 편집자와 군암 이우영은 향부자팔물탕 처방전이 존
재한다는 사실을 몰랐고, 설사 처방전에 대해 알았다고 하여도 그건
관심 밖이었다. 그들의 지향은 '3.1운동'이었다.

여암선생문집편찬위원회에서 최린이 남긴 글과 관련 기록을 묶
어서 1971년 7월 14일에, 상하 두 권으로 『여암문집』을 발간한다.
편찬위원장은 주동림, 편집위원장은 이응진(李應辰)이었다. 한의사
였던 주동림은 향부자팔물탕 처방전에 대해서 주목하고 있었다. 그
리고 그곳에 최린이 부기해 둔 "右東武親書 傳余者也"그대로 처
방전의 내용 전부를 동무 공이 친히 썼다는 것으로 믿었다. 그래서
『한국사상』의 내용 중에서 아래 부분과 같이 수정하도록 편집진에
게 권고했다.

"~ 비로소 소음인으로 판정하시고 다음과 같이 처방과 훈화
를 즉석에서 선생이 친히 쓰시어 나에게 주시었다. 香付子八物
湯 香付子 白何首烏 各二錢(白何首烏 或以人蔘代之) ~"

『한국사상』과 『여암문집』의 비교
『한국사상』과 『여암문집』의 내용에서 다른 점을 비교해 보자.

즉석에서 선생이 부르시고 내가 받아쓰고 하였다.

香附子八物湯 香附子 『한국사상』

즉석에서 선생이 친히 쓰시어 나에게 주시었다.

香付子八物湯 香付子 『여암문집』

처방전의 글씨를 쓴 주체가 『한국사상』에서는 최린이고, 『여암문집』에서는 동무 공이다. 그리고 하나 더 『여암문집』에서는 처방전에 쓴 글자를 따라 향부자를 香付子로 표기했다는 점이다. 주동림은 한의사이므로 香付子에서 부(付)자가 오기인 것을 알아차렸다. 그래서 그것이 동무 공이 평소에 香付子라고 쓰는 습관이라고 짐작했던 것 같다.

최린은 한방의학을 연구한 적이 있으므로 약력 원고를 쓸 때, 처방전에는 香付子로 되어 있었지만 향부자(香附子)로 교정하여 썼던 것이다.

최린의 필체
나는 뭐 필적 감정사는 아니다.

『여암문집』 상권 부록에, 최린은 평소에 '양주군(楊洲郡) 구리면(九

里面) 옥봉산(玉鳳山) 금란각(金蘭閣)'에서 자주 수도하곤 했는데, 기도할 때마다 천도교 경전인 동경대전(東經大全)을 한 권씩 필사해서 신임하는 제자들에게 선물하곤 했다는 것이다. 필사한 자료가 영인되어『여암문집』상권에 실려 있다. 그러니까 최린의 필체를 검증할 수 있는 자료가 있는 셈이다.

그리고 또, 향부자팔물탕 처방전에 있는 훈화 부분을 처방전과 다른 필체로 필사한 자료도『여암문집』상권에 남아 있다.(세간(世間) 이하 부분만 필사했다.) 그것은 면지로 앞뒤 표지 안쪽에 들어가 있다. 『여암문집』의 편집자는 "면지는 선생이 필사한 동의수세보원에 써 넣어준 동무 이제마 선생 필적"이라고 밝히고 있는데, 이것은 좀 오해가 있다. 그런 오해는 말미에 붙은 부기 때문이다. 그리고 이 오해는 주동림에게서 유래한다고 짐작한다.

나는 최린이 스스로 경계하기 위해서 이 부분도 자주 필사했다고 생각한다. 그리고 그때마다 필사한 것을 동의수세보원 안에 넣어두었을 것이다. 주동림과『여암문집』의 편집자는 오해했지만 면지에 들어간 것은 최린의 필체가 확실하다고 판단한다.

모두 전

모두 전(全), 이 글자는 들 입(入) 밑에 임금 왕으로 쓰는 것이 원칙이다. 하지만 사람 인(人)으로 써 버릇하는 사람도 있다. 이런 습관은 한번 굳어지면 잘 고쳐지지 않는다. 글을 쓰다가 무심결에 그냥 나오게 된다.

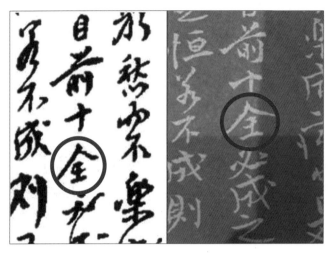

처방전   면지

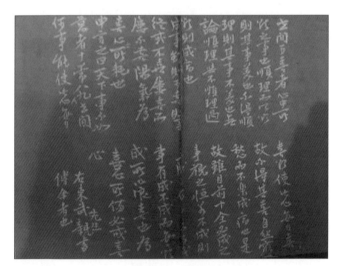

『여암문집』 상권 면지

향부자팔물탕 처방전의 훈화 부분에 '모두 전'이 나온다. 나는 이 글자에 주목했다. 그리고 물론 면지의 것도 확인했다. 두 곳 모두 사람 인으로 쓰여 있다. 이것만으로 단정할 수는 없지만 처방전의 훈화 부분은 최린이 쓴 것이라고 추측할 수는 있다. 그리고 부기된 부분인 "右東武親書 傳余者也"는 처방전과 면지의 필체가 완전히 동일하므로 나의 추측이 무리는 아니라고 생각한다.

락과 약

면지와 처방전의 훈화 부분을 쓴 사람은 최린이 맞다고 본다.

그럼 이번에는 처방전에서 향부자팔물탕 처방 내용과 훈화 부분을 비교해 보아야 한다. 처방전을 얼핏 보면 처방 부분의 글씨는 거침이 없어 보이고, 훈화 부분은 상대적으로 차분해 보인다. 다른 사람이 쓴 글씨 같다는 것이다.

비교해 볼 재료는 즐길 락(樂)과 약 약(藥)이다.

최린이 동경대전을 필사한 곳에서 즐길 락을 찾았고, 그것을 처방

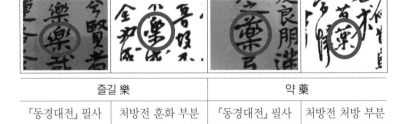

즐길 樂		약 藥	
『동경대전』 필사	처방전 훈화 부분	『동경대전』 필사	처방전 처방 부분

전의 훈화 부분에 있는 글자와 우선 비교하였다. 그런데 이것만 가지고는 판단하기가 어렵다. 동경대전 필사본에 '약 약'이 있다. 동경대전을 필사한 필체로 보면 즐길 락과 약 약이 어떻게 써졌고, 같은 사람이 쓴 것이라는 판단이 선다. 동경대전의 藥과 처방전 처방 부분의 藥을 비교하면 크게 두 가지가 다른 것을 알 수 있다. 먼저 풀초(艹) 변을 쓰는 방식이다. 다른 하나는 나무 목의 처리다. 동경대전에서는 나무 목의 세로 획을 삐쳐 쓰지 않았는데, 처방 부분에서는 삐쳐서 썼다.

이상의 이유와 추리를 통해서 나는 향부자팔물탕 처방전의 처방 부분은 동무 공이 직접 쓴 필체라고 믿는다.

경자년의 〈보제연설〉

오늘은 음력 11월 21일이다. 경자년(庚子年)은 아직 40일이 남았고, 그 후에 비로소 신축년(辛丑年)이다.

한국한의학연구원에 근무하는 안상우 박사는 평소에 특별히 '사상체질의학과 관련한 자료를 수집하고 있던 터'라, 고서를 취급하는 서점에 체질 비슷한 말만 들어 있어도 연락을 해달라고 부탁을 해두곤 했던 것인데, 2001년 어느 날 청계천 고서점으로부터 연락이 왔다. 그렇게 〈보제연설(普濟演說)〉이 학계에 알려졌다. 때마침 2001년은 『동의수세보원』이 처음 출간(1901년 신축년)된 지 100주년이 되는 해였다. 그래서 안 박사는 새로 발견된 자료들을 묶어서 7월에, 『한국의학자료집성 Ⅱ』를 한국한의학연구원에서 발간했다.

〈보제연설〉은 전통적인 선장본(線裝本) 형태로 제책이 되어 있는데, 안쪽에는 얇은 신식 미농지(美濃紙)에 모필(毛筆)로 적은 필사본

[1] 보제연설 普濟演說

이다. 내용은 관심이 있는 분야 별로 정리(普濟演說, 人生日用說, 天地運氣, 臟腑總圖, 觀形察色圖及其說, 王叔和觀病生死候歌, 四象六經歌, 四象人相貌及藥種, 四象應用藥方, 經驗方, 附錄)하여 편집한 형식인데, 편집자의 이름은 없고 서문(普濟演說序)이 있다. 이 필사본의 제목은 서문 중에서 '萬世普濟之方'과 '謹演一二個說'이란 구절에서 따서 〈보제연설〉이라고 한 것 같다. 그러니까 서문을 요약하여 제목으로 삼은 셈이다. 이 서가 편집자의 솜씨라면 이 필사본에 남은 편집자의 흔적과 정보는 필체와 서, 그리고 제목이다.

서는 전체적으로 '사상(四象)'을 주제로 삼고 있다. 그리고 아주 간결하게 꼭 필요한 것을 표현했다. 글은 차라리 길게 쓰는 게 쉽지, 쓰고자 하는 내용을 모두 담아 함축하여 쓰는 것은 정말 어렵다. 그런 의미에서 이 서문은 평범하지 않다. '무릇 의는 이치이다(夫醫者 理也)'라고 연 도입이 아주 강렬하다. 이렇게 다섯 글자로 의학을 정의한 배짱도 대단하다.

편집자는 자신의 신상 정보를 밝히지 않았다. 그래서 서를 통해서 태소음양을 추정해 본다면 이렇다. 이 필사본이 성립한 전후 사정을 밝히지 않았으므로 태음인은 아니다. 자기 자신을 드러내려는 욕구가 없으니 소양인도 아니다. 글이 장황하지 않고 핵심만 간결하게 표현했으니 소음인은 아니다. 연유보다는 결과를 중시하고, 간결미와 노출을 꺼리는 태도는 당연히 태양인에게 어울린다. 물론 태양인도 과하게 자신을 드러내고 자랑하려는 욕망이 있다. 자과벽(自誇癖)이라고 한다. 하지만 이 사람은 자랑를 즐기는 쪽은 아니다.

안상우 박사는 서를 쓴 시기인 경자윤추(庚子閏秋)에 주목했다. 경자년은 1900년이거나 1960년이다. 그런데, 뒷부분에 합쳐진 〈마진신방(麻疹神方)〉이 시작되기 전 끝에 '동의수세보원보편(東醫壽世保元補編)'이라고 쓰고 '완(完)'으로 마무리를 지었다. 〈수세보원〉은 1901년에 간행되었으므로 1900년에 편집한 필사본에 '동의수세보원'이 나오는 것은 자연스럽지 않다. 그래서 1960년으로 하고 보니, 안 박사는 처음에 이 필사본이 별 가치가 없다고 판단했다는 것이다. 그런데 윤추이다. 1960년에는 여름에 윤달이 들었고, 윤가을은 1900년의 일이었다. 1960년에는 대서가 지난 후에 윤유월이 오고, 1900년에는 입추, 처서, 추분이 지난 후에 윤팔월이 시작되었던 것이다. 그러니 윤추라면 1900년이 어울린다.

2010년 12월에 나온 『사상체질의학회 40년사』에서는 〈보제연설〉의 성립시기에 대해서, '1900년 가을에 처음 기록되었다가, 1943년에 부록으로 합쳐진 〈마진신방〉과 함께 기록된 것 같다'고 애매하게 표현했다. 그리고 '미상의 저자는 사상체질의학에 깊은 조예가 있지는 않았다고 생각되지만, 사상인상모급약종과 사상응용약방 같은 내용은 사료적 가치가 높다'고 평가했다.

2001년부터 2010년 사이에 사상의학계에서는 〈보제연설〉에 들어 있는, '사상인의 용모'와 '관격 치료약물'을 주제로 한 논문이 있었다. 또한 2016년에 한국철학회의 허훈은 「사상의학의 철학적 배경으로서의 오행론」에서 〈보제연설〉을 언급했다. 아! 빠뜨린 게 있다. 김달래 박사가 2002년 5월 30일에 『동의수세보원보편』이란 제목

[1] 보제연설 普濟演說

으로 번역본을 출간했다. 이 분은 마치 새로 발견된 자료에 대해서 다른 사람보다 책을 먼저 내야한다는 조급적사명을 가진 분 같다. 『동의수세보원초고』(2001.5.)가 그렇고, 『동의수세보원갑오구본』(2002.4.)도 그렇고, 『동의수세보원보편』(2002.5.)도 다르지 않다.

〈보제연설〉의 편집자는 과연 누구인가. 지금까지 학계에서는 '이제마의 제자이거나 주변인물로 추정'하고 있다. 그리고 〈보제연설〉을 본격적으로 탐구한 논문은 20년 가까이 나오지 않았다.

나 여(余)

첫 편인 보제연설에 '나 여'가 세 번 나온다. (余於定平地, 余 公道世間有壽命, 以余所見) 김달래 박사는 그 중에 '余於定平地'를 '내가 정평 땅에 있을 때'로 번역하고 여를 편집자라고 오해했다. '曾見少陽人外感'을 그의 경험이라고 본 것이다.

결론적으로 말한다. 『동의수세보원』의 골자를 요약 정리했다고 판단된, 보제연설과 인생일용설(人生日用說)에서 편집자의 이야기는 단 한 곳도 없다. 나는 이 필사본 전체로 보더라도 편집자가 자신의 견해를 표현하거나 중간에 끼워 넣은 것이 하나도 없다고 생각한다. 이것은 초지일관 한 사람에 의해 적혀진 글이다. 만약에 원래 필사자 외에 나중에 이것을 다시 정리하고 편집한 사람이 있다고 해도 그는 자신의 이름을 표지와 서에 넣을 수가 없다. 그가 한 역할이 없기 때문이다.

'余於定平地 曾見少陽人外感'은 '내가 정평 땅에서 일찍이 소양인 외감 환자를 보았는데, 소시호탕을 잘못 먹고 하루도 지나지 않아 죽었다.' 그 까닭이 무엇인지 말하는 대목이다.

'余 公道世間有壽命'은 시인 두목(杜牧 803~852)의 시를 인용하면서, '당인(唐人)의 시에, 세상에 공평한 이치는 백발이라는 구절이 있다. 내가 이 부분을 모방하여 적어 보면 세상에 공평한 이치는 목숨이다.'라고 쓴 것이다.

'以余所見'은 '내가 보건대, 고을을 지나다가 큰 길에 보이는 천 마리의 소는 대개는 백정의 손에서 죽는다. 약을 쓰는 천 명의 사람 중에 4,5백 명은 반드시 의사의 손에서 죽는다. 병자에게 먼저 약을 주었는데 많은 사람을 죽였다면 어찌 두려워할 일이 아니겠는가. 삼가고 조심해야만 한다.(以余所見 通邑大道千牛 皆死於屠夫之手 用藥者 千人中四五百人 必死於醫手也 先病者之藥 益多殺人 豈不懼哉 慎之慎之)'고 했다. 나는 이런 과감하고 호탕한 언설이 〈보제연설〉의 편집자에게서 나왔다고 생각되지 않는다.

과제

나는 위의 궁리를 통해서 아래와 같은 생각에 이르렀다.

1) 보제연설 2) 인생일용설 이 두 부분은 동무 공의 글이 확실하다. 문장의 배열도 일정한 체계를 갖추고 있다. 그런데 이 부분의 내용은 용어의 선택과 문장의 구성 면에서 〈동의수세보원 사상초본권〉의 내용과 비슷한 시기의 글이다. 그러니까 동무 공의 의학 초창기의 생각이 들어 있는 것이다. 그런데 사상육경가(四象六經歌)에 나

오는 병증론 편명은 경자신본의 내용이 들어 있다. 앞뒤가 서로 잘 맞지 않는다.

그리고 이런 과제가 생겼다.

1) 필사자가 누구인가?

2) 필사자와 자료의 편집자가 동일한 인물인가?

3) 필사자 혹은 편집자는 이 자료를 어떻게 얻게 되었나?

4) 서는 누가 썼나?

5) 경자윤추는 필사자 혹은 편집자와 어떤 관계가 있나? (여기까지 쓰고, 비로소 〈보제연설〉의 필사본을 볼 수 있었다.)

습관

여기까지 읽은 분께 권한다. 바로 그 자리에서 펜을 들고 한자로 부자와 향부자를 써 보시라. 그런 후에 다음 페이지에 나오는 사진을 보기를 바란다.

〈보제연설〉의 필사자(글쓴이)는 사상설에 대해 쓰면서 동무 공을 직접적으로 말하지도, 동무 공에 대해 설명하지도 칭송하지도 않았다. 동무 공을 만났다거나 가르침을 받았다고 밝히지도 않았다. 여는 세 번 나오고, 서도 썼지만 자신이 누구인지 이름을 밝히지도 않았다. 그는 의업에 종사한 사람이다. 앞 두 편에 정리한 자료는 〈사상초본권〉, 〈보건성 동무유고〉, 〈경자신본〉과 유사했다. 이 사람은 용약의 두려움을 강조했다. 이건 동무 공이 늘 강조하던 바이다. 그는 다양한 분야에 관심이 많고 자료를 수집해서 정리를 해두었다.

〈수세보원 壽世保元〉 들춰보기

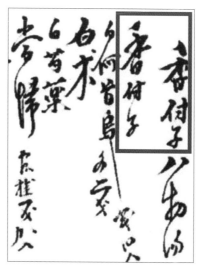

최린이 1898년에 보원국에서 받은 香付子八物湯 처방전

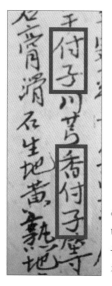

〈보제연설〉에 나오는 소양인 금기약 付子 천궁 香付子

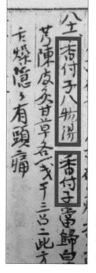

〈보제연설〉四象 應用藥方에 나오는 81. 香付子八物湯

또 신문물에도 개방적인 사람이었다. 그리고 '동의수세보원보편'이
라고 〈동의수세보원〉을 언급했다.

　이제 나도 동무 공처럼 과감하게 말해야겠다. 〈보제연설〉은 100
년 후의 후학을 위해 경자년(1900년)에 동무 공이 친히 써서 묶은 책
이다. 이 보물을 알아보는데 20년이 더 걸렸다.

〈보제연설〉이란 퍼즐

필사자

〈보제연설(普濟演說)〉은 필사본이다. 〈보제연설〉을 검토해 보았을 때, 여러 정황으로 보아 이 필사본에 포함된 내용은 처음으로 저술되는 것은 아니다. 예를 들어, 보제연설서를 보면 1) 역유태극(易有太極)에서 有자를 처음에 다르게 잘못 쓴 건지, 위에 굵은 붓으로 다시 덧씌웠다. 2) 양의양의(兩儀兩儀)가 되는 부분에서 兩儀∽∽∽라고 반복 표시를 넣었다. 3) 입지지도강여유(立地之道剛與柔) 사이에 왈(曰)을 빼고 쓴 후에 나중에 옆에 曰을 끼워 넣었다. 즉, 배경이 된 자료가 있고 그것을 보고 쓴 것이라고 판단된다.

이것은, 내용이 동일한 원본을 보고 필사한 것, 또는 필사한 당사자가 자신이 가진 다른 자료를 가지고 필사하면서 편집해서 만든 것, 두 가지 경우를 가정해 볼 수가 있다.

[1] 보제연설 普濟演說

내용이 같은 원본이 있다면 원본 작성자는 원본 편집자이기도 하다. 그에게는 배경 자료가 있었다. 그리고 (나 여가 누군지 헷갈리지 않는다면) 보제연설서를 쓴 사람은 원본 작성자이다.

원본이 있고 그것을 다른 사람이 베낀 것이라면 필사자는 현재의 〈보제연설〉에서 보이는 필체의 주인이다. 그런데 이 필사자는 〈보제연설〉의 편집자를 겸할 수 있다. 이 경우에 그는 자신이 관심을 둔 이곳저곳에서 자료를 골라내서 편집하고 필사하였다. 그런데 만일 그렇다면 서가 애매해진다. 필사자 겸 편집자는 〈보제연설〉에서 자신을 거의 드러내지 않고 있다. 그리고 서를 그가 쓴 것 같지도 않다. 결정적으로는 부록 뒤에 마지막에 붙은 '동의수세보원보편완'이다. 필사자 겸 편집자는 이 부분을 설명할 수 없다. 그러므로 원본이 있는 필사라면 필사자는 단순 필사자일 수밖에는 없다.

원본이 존재하고 그것을 필사한 것이라면 필사자는 필사 이외에는 아무 것도 하지 않았다. 그렇다면 이제 분명해졌다. 현재 드러난 〈보제연설〉 이것이 자체로 원본이라면, 이것을 책으로 엮은 사람은 기획자이면서 편집자이면서 작성자(필사자)이면서 물론 서도 썼다는 것이다.

이제 가장 중요한 것을 말해야겠다. 〈보제연설〉의 주된 내용이 무엇인가. 사상인론이다. 그리고 책 말미에 〈동의수세보원보편〉이라고 달려 있다. 원본과 필사본 두 가지가 존재한다면 원본은 동무 공이 만들었다. 그런데 이것이 자체로 원본이라면 〈보제연설〉의 필사자는 동무 공 자신일 수밖에는 없다. 그러므로 〈보제연설〉은 보물이다.

퍼즐

〈보제연설〉은 동무 공이 남긴 퍼즐(puzzle)이다. 이미 맞춰진 퍼즐이다. 나는 이제 거꾸로 이 조각들이 어떤 의도로 선택되었는지를 궁리해야 한다. 〈보제연설〉은 애초에 책으로 묶을 것을 의도하고 쓰인 것이다. 그리고 서에 나온 경자를 1900년으로 본다면, 새로운 생각과 인식을 집필하였다기보다는 기존에 있던 자료들에서 골라낸 것이다. 경자년보다 훨씬 오래 전 생각들도 많이 들어 있다. 보통 태양인의 태도라면 이미 새로운 것으로 대체된 묵은 것들은 버려진다. 그런데 〈보제연설〉에서는 그러지 않았다. 왜인가? 이것을 풀어야만 한다.

동의수세보원보편

첫 번째 단서는 '동의수세보원보편'이라는 이름이다. 첫 머리에는 '보제연설서'라고 썼는데, 마지막에는 '동의수세보원보편완'이라고 넣었다. 일단은 '동의수세보원보편완'은 뒤에 합해진 〈마진신방〉과 구분하기 위한 표식일 것이다. 나는 〈보제연설〉로 제책된 것에 함께 들어간 〈마진신방〉의 필사자도 동무 공일 것이라고 추정한다. 그러니까 함께 묶인 것이다. 그런데 지금은 실물을 확인할 수 없는 상황이라 〈마진신방〉에 대한 것은 차후로 미룬다. 중간에 '동의수세보원보편완'이란 표식이 들어간 것은 〈보제연설〉의 처음과 끝이 계획(편집의 기획)된 필사였다는 증거이기도 하다.

지금까지 밝혀진 동무 공의 공식적인 저술에서 〈동의수세보원〉이라고 쓴 것이 없었다. 다만『동의수세보원』속에서,「의원론」에서 저술로서 〈수세보원〉이라고 하고(余生於醫藥經驗五六千載後 因前人之述 偶得四象人臟腑性理 著得一書 名曰壽世保元),「사상인변증론」에 후기로 쓴 문장에 포부로써 '수세보원'을 썼다(萬室之邑一人陶則器不足也 百家之村一人醫則活人不足也 必廣明醫學家家知醫人人知病 然後可以壽世保元). 그런데 1901년의 출판본을『동의수세보원』이라고 명명한 것은『동의보감(東醫寶鑑)』과 같은 의미로 '동의'를 넣었다고 후세 연구자들이 짐작만 했을 뿐이다. 이미, 중국 명나라 공정현(龔廷賢)의 편찬으로 대략 17세기 초에 간행된 의서인『수세보원』이란 동명의 저술이 있으므로 구별의 필요도 있었을 거란 점이다.

그런데 〈보제연설〉에 분명하게 '동의수세보원'이 등장하고 있는 것이다. 그리고 〈보제연설〉이 '동의수세보원보편'이라는 것이다. 보편이란 원편(原編)을 전제한 후에 성립하는 말이다. 즉 원편으로서의 〈동의수세보원〉을 동무 공이 직접 썼다는 것을 확인할 수 있다. 그러므로 1901년(신축년)에 율동계 문인들은 고민할 필요도 없이 스승의 책 제목을 정했을 것이다.

보편이 된 것은, 경자년 즉 1900년이 되기 전에 1894년에 〈갑오본〉이 성립하였으므로, 그것을 원편으로 한 것이다. 즉 〈동의수세보원보편〉이란 〈동의수세보원〉이란 원편이 있고, 그것을 보충하는 편이란 의미다.

동무 공은 1900년에도 계속 태음인병증론을 고치고 있었겠지만, 신축년에 자신의 글이 인쇄되어 출간된 것은 동무 공 자신은 모르

〈수세보원 壽世保元〉 들춰보기

는 사후의 일이다. 경자년 윤추에 동무 공은 아마도 (자신의 명을 예감하고) 이런 식으로 보편을 만들어 놓는 것이 필요하다고 판단했다고 추측한다.

제책

1940년에 함산 사촌 이진윤(李鎭胤)의 집에서 한민갑(韓敏甲)이 〈동의수세보원 갑오본〉을 초록할 때, 그것들은 두루마리 형태였다고 전한다. 그런데 〈보제연설〉은 생긴 것도 말끔한 제본된 책이다. 그럼 동무 공은 왜 이렇게 만들었을까?

〈보제연설〉은 먼저 성립한 다른 자료를 보고 필사했다. 즉 사전 기획된 편집 방향에 의해 기존 자료에서 골라서 썼다. 그런데 내용이 새 것이 아니고 묵은 것이다. 왜, 모든 논설을 완성해가야 할 경

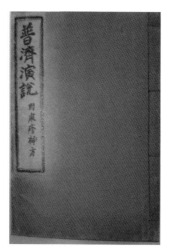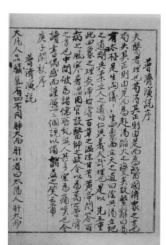

〈보제연설〉 표지와 보제연설서

자년 가을에 일부러 옛 것을 꺼내어 묶었는가.

이것은 마치 사상의학 입문자에게 보여주려는 듯이, 동무 공 자신의 의학 초창기에 가졌던 생각을 담고 있다. 그리고 『동의보감』이나 상법서(相法書) 등에서 발췌한 부분에 대한 소개가 있다. 또한 수많은 경험방도 수집되어 있다. '나는 이렇게 의학을 공부했어.'라고 밝히고 있는 듯하다. 그래서 나는 〈보제연설〉이 〈동무자주(東武自註)〉와 같은 성격의 책이라고 생각한다.

동무 공은 경자년 9월에 졸했다. 이 작업이 진정 경자년 윤추에 이루어졌다면 거의 돌아간 시점에 임박한 때다. 이때는 거의 〈경자본〉 작업이 이루어졌을 것이다. 〈경자본〉이 결과적으로 종(終)이 된다면 〈보제연설〉은 시(始)에 해당한다고 볼 수 있다. 그래서 마무리하는 부분에 '동의수세보원보편'이라고 한 것이다.

이 필사본이 청계천 고서점에 갈 때까지 거쳐 간 소유자(들)이 있었을 것이다. 그리고 이 필사본의 최초 소유자가 있을 것이다. 나는 동무 공이 그 사람에게 주기 위해서 이것을 엮었다고 짐작한다. 이것을 제책하여, 동무 공 자신이 누구인지 잘 알고 있고, 자신이 쓴 글의 의미를 잘 깨달을 수 있으며, 왜 이렇게 편집되어 있는지도 잘 이해해 줄 수 있는, (의업에 종사할) 자신과 가장 가까운(친밀한) 사람에게 주었을 것이다. 둘째 아들 용수가 나중에 보원국을 계승했다고 하니 아마도 〈보제연설〉을 받은 이는 이용수인 것 같다. 아들에게 주었다면 굳이 표지나 서에 자신의 이름을 쓸 필요가 없다. 그리고 동무 공이 이것을 누군가에게 주었기 때문에 (그가 아주 소중하게 보관하였을 것이고 주변에 알리지 말라는 당부도 있었을 것이므로) 주변 다른 사람들에게 이것의 존재가 알려지지 않았던 것이라고 추정한다.

습관

나는 1898년에 동무 공에게서 최린이 받은 처방전에서 香付子에 주목했다. 香付子八物湯을 적은 부분이 동무 공이 친히 쓴 부분이라고 짐작했다. 그리고 향부자를 香付子로 적은 것이 동무 공의 습관이라고 추정했다. 습관이란 의도하지 않으면서 저절로 나오게 되는 익은 행동이다. 그래서 유사한 상황이라면 동일한 행동이 반복될 것이다.

그림에서, 〈갑오구본〉은 한민갑이 1940년에 사촌에서 초록한 것

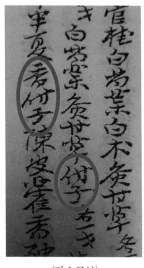 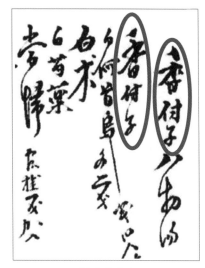

〈갑오구본〉　　　　　최린 처방전

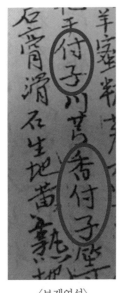 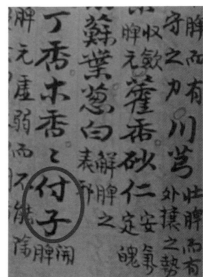

〈보제연설〉 　　　　　〈석남촌본〉 약성가

이다. 동무 공의 후손이 소장하고 있던 〈갑오본〉에 있는 대로 베꼈을 것이다. 최린의 처방전은 동무 공이 친히 써준 것으로 추정했다. 〈보제연설〉의 글씨도 동무 공의 친필(이거나 필사자가 원본을 그대로 필사한 것)이라고 추정하고 있다. 〈석남촌본〉 약성가는 〈석남촌본(石南村本)〉에 갑오본 필사 자료 뒤에 이어지는 것이다. 필사본이던 친필이던 모두 동무 공과 관련한 자료이고, 이곳에서 부자와 향부자가 일관되게 付子와 香付子로 기록되어 있다.

2020년 대한의사학회지에 「20세기 조선 왕실 처방집 어용탕제책(御用湯劑冊) 연구」를 발표한 최성운은, 옛날 처방기록을 보면 이렇게 付子와 香付子로 적은 경우가 많다는 의견을 내게 전했다. 물론

〈수세보원 壽世保元〉 들춰보기

이다. 동무 공 혼자만 그런 습관을 가지라는 법은 없기 때문이다. 나는 여기에서 동무 공과 관련한 기록에서 일관된 행동, 즉 습관으로써 동무 공에 관한 증거 하나를 제시하는 것이다.

〈보제연설〉은 유일본

유일본(唯一本)

이 필사본은 비교적 촘촘하게 적혀 있다. 경험방 부분에서는 한 칸에 작은 글씨로 두 줄을 빽빽하게 적어 넣었다. 그런데 필사를 하다가 공란을 둔 곳이 있다. '사상상모급약종(四象相貌及藥種)' 부분으로 모두 네 곳이다.

다음 페이지의 그림에서 보이듯이, 태양인약 부분이 제일 넓고 태음인약, 소양인약, 소음인약 순서로 빈 곳이 작아진다. 사상의학(四象醫學)에 종사하는 사람이라면 이 뜻을 금방 알아챌 것이다. 동무공 이전에 한의학 전통에서 소음인의 병증과 이에 적용할 수 있는 약재와 처방의 연구가 많았고, 소양인과 태음인 그리고 태양인 순서로 연구의 총량이 적었다. 출간된 『동의수세보원』의 병증론을 보아도 그렇다. 태양인을 위해 새로 만든 처방은 단 두 개에 불과하고 약

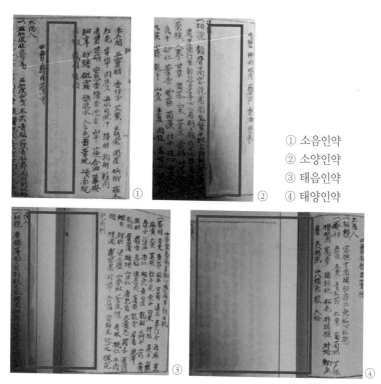

① 소음인약
② 소양인약
③ 태음인약
④ 태양인약

사상상모와 약종

재도 턱없이 부족하다.

　〈보제연설〉을 기획하고 편집하고 또 필사한 사람은 이런 사정을 고려하여, 〈보제연설〉을 받게 될 사람을 위하여 저렇게 공란을 둔 것이다. 이후로 연구가 더 진행되어 약재가 추가되거든 저 빈 곳에 적어 넣으라는 당부요 배려였던 셈이다.

　〈보제연설〉이 만약 원본을 둔 단순한 필사본이거나 편집본이라면, 그 '단순 필사자나 편집자'는 저 공란을 무시했을 것이다. 공란을 인식했다고 해도 저처럼 차등을 두어 필사하지는 않았을 것이다. 그래서 나는 지난 편에 이어 이 증거를 하나 더 보태어 〈보제연설〉이 자체로 유일본이라고 판단한다.

완

〈보제연설〉의 필사자는 '동의수세보원보편'이라고 적은 후에 밑에 '완(完)'이라고 종결하였다. 이미 성립되어 있던 원본을 단순하게 필사하는 경우라면 終(끝)이라고 쓰는 게 보통이다. 완은 완성하다는 의미로 완료, 완공과 같이 일이 완결되어 끝난 것을 뜻한다. 종은 이미 있던 것의 끝이고, 완은 전에 없었던 것이 새로 완성되었다는 의미인 것이다. 단순한 필사자가 완이라고 쓸 수는 없다. 그가 이 '동의수세보원보편'을 완성한 것은 아니기 때문이다.

그러므로 〈보제연설〉의 기획자이고 편집자이며 필사자는 〈동의수세보원보편〉으로서 〈보제연설〉을 완성한 사람이다.

차등설

〈보제연설〉의 '인생일용설'에서 마지막 부분에 비박탐나인(鄙薄貪懦人)을 거론한 후에, 이렇게 썼다.

> 右此等說 皆出於四象太少之理也
>
> 오른쪽까지 쓴 이들 설(普濟演說/人生日用說)은 모두 사상태소 (四象太少)의 이치에서 나온 것이다.

〈보제연설〉의 앞부분에 나오는 보제연설과 인생일용설은 모두 미리 써놓은 다른 자료에서 발췌하여 인용한 것이라고 이미 추정한 바 있다. '右此等說~'이 바로 그 증거이다.

그리고 이 문장은 서에 '부의자이야(夫醫者理也)'라고 쓴 것과 통하면서, 여기까지 진행된 내용을 마무리하는 듯한 느낌이 드는 것이다.

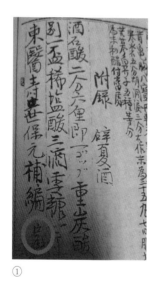

①

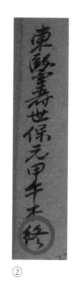

②

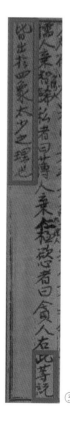

③

① 〈보제연설〉
② 〈사촌본〉
③ 차등설

순채(蓴)와 붕어(鯽魚)

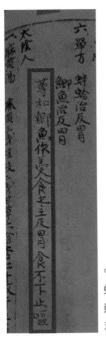

〈보제연설〉의 사상응용약방에서 태양인 부분에 단방으로, 방합(蚌蛤)과 붕어(鯽魚)가 반위(反胃)를 치료한다고 하고, 아울러 순채와 붕어를 함께 먹는 방법이 있다.

이 내용은 『동의수세보원』 권지사, '本草所載太陽人病經驗要藥'에 그대로 나온다.

〈普濟演說〉
蚌蛤治反胃
鯽魚治反胃
蓴和鯽魚作羹食之主反胃食不下止嘔

蚌蛤治反胃吐食

鯽魚治反胃

蓴和鯽魚作羹食之主反胃食不下止嘔

순채와 붕어를 함께 먹는 방법은, 〈보제연설〉과 『동의수세보원』
의 문장이 완전히 같다. 순의 효과를 별도로 기재하지 않았고 붕어
와 함께 먹는 방법이니, 이 국의 주재료는 붕어라고 할 수 있다.

미상의 저자

만약 사상학계에서 추정하는 것처럼, 동무 공이 쓴 원본 자료를 보
고 〈보제연설〉을 필사하며 편집한 사람, 즉 '미상(未詳)의 저자'가 있
었다면, 그는 『동의수세보원』이 출간되기 전인 경자년(1900년)에, 동
무 공 생전에는 세상에 공식적으로 드러난 적이 없는 동무 공의 자료
를 직접 접할 수 있는 처지에 있었던 것이다. 그래서 사상학계에서는
이 사람을 동무 공의 제자였거나 주변 인물이라고 추정한 것이다. 또
한 그는 사상의학에 깊은 조예가 있지는 않았다고 판단했다.

태양인병증론(太陽人病證論)은 갑오본(甲午本) 이후에 개초하지 않
았으니, 이 내용은 1894년에 갑오본을 완성하기 이전의 인식이다.
1900년에 '미상의 필사자'는 1894년 이전에 성립한 내용도 알고 있
었다는 것이다.

사상학계는 이 단계에서 더 나아가지 않았다. 한 걸음 한 걸음 더
디딜 때마다 해결해야 할 것이 계속 나타나기 때문이다. 제일 먼저

'보제연설서'를 누가 지은 것인지 해결해야 한다. 만약 편집자가 서를 썼다면 그는 사상론을 만든 당사자는 아니므로 '벗들의 웃음거리'에 대비할 필요는 없다. 그러니 그는 서를 쓰지 않았다.

미상의 저자가 서를 짓지 않았다면, 그는 '미상의 저자'에서 자신을 전혀 드러내지 않은 '단순 필사자'로 지위가 격하된다. 그가 남긴 것은 글씨(필체) 밖에는 없다. 그런 다음에는 다시 애초의 단계로 돌아간 꼴이다. 서는 누가 지었나. 〈보제연설〉을 남긴 사람은 누구인가. 글 중의 나(余)는 누구인가. 그래서 사상학계는 '미상의 필사자'에서 멈췄고, 이후에는 아무도 그 다음 단계에 도전하지 않았다.

〈보제연설〉의 편집자

내가 추정하듯이 〈보제연설〉의 편집자가 동무 공이라고 해도 문제가 쉽게 해결되지는 않는다. '이것을 왜 만들었는가(편집했는가)'에서 걸린다. 그리고 '왜 내용을 구성한 글의 시대적 근거가 뒤죽박죽인가'도 쉽게 해결하기 어려운 과제이다. 그래도 나는 추정에서 출발해서 단서와 증거를 하나씩 축적하고 있다.

순채와 붕어를 함께 섞어서 국을 만들어 먹는 방법(蓴和鯽魚作羹食)이 또 하나의 증거라고 생각한다. 나는 이 내용의 출전을 추적했다. 동무 공은 『동의보감』을 많이 참고했다.

『東醫寶鑑』湯液篇 卷之二 魚部

鯽魚 性溫一云平味甘無毒 平胃氣益五藏 調中下氣止下痢

合蒪作羹 主胃弱不下食

作膾 主久赤白痢

『동의보감』의 탕액편 붕어 부분에 순과 합해서 국을 만든다가 나온다. 하지만 좀 미진하다.

『鄕藥集成方』卷第八十五 本草 菜部 下品

蒪〔鄕名〕순채

孟詵云 蒪菜和鯽魚羹 下氣止嘔

『향약집성방』의 내용이 좀 더 가깝다. 순채와 붕어 국이다. 여기에 맹선이 등장한다.

순

순(蒪 Brasenia schreberi J. F. Gmelin)은 연못에서 자라는 수련과(Nymphaeaceae)의 다년생 초본으로 근경이나 종자로 번식한다. 잎은 어긋나고 잎이 피려고 할 때 어린줄기와 더불어 점질의 투명체로 덮인다. 봄과 여름에 어린 싹이 점액으로 덮여 있을 때 채취하여 묵나물, 무침, 맑은장국, 양념장국을 넣어 소면처럼 먹는다. 중국에서는 순(純)으로 쓴다.

순은 〈보건성 동무유고〉의 간약(肝藥)에 나온다. 붕어는 약성과 주치가 모두 적혀 있지만 그 다음에 나온 송화(松花)와 순은 이름만 있다.

鯽魚味甘和中補虛理胃進食腸澼瀉痢

松花蓴

순을 순채(蓴菜)라고 쓴 문헌도 있는데, 동무 공은『동의수세보원』
과〈동무유고〉에 모두 순이라고 기록했다.

1929년에 문우사(文友社)에서 발간한『동의사상신편(東醫四象新
編)』에는 반위 치법에 방합과 붕어는 나오는데 순은 나오지 않는다.

蚌蛤治反胃吐食

鯽魚治反胃

〈보제연설〉의 내용이 알려지기 전에, 동무 공과 연관된 자료에서
순에 관한 기록은『동의수세보원』과〈동무유고〉가 전부였다. 그러
다가『동의수세보원』에 실린 내용과 동일한 내용이〈보제연설〉에
있다는 것이 밝혀진 것이다.

맹선

맹선(孟詵 621~713)은 당대(唐代)의 여주(汝州) 사람이다. 청년 시
기에는 손사막(孫思邈)과 친했다.『식료본초(食療本草)』,『필효방(必
效方)』,『보양방(補養方)』등의 저술이 있다. 맹선의『식료본초』는 원

서가 전해지지는 않고, 『증류본초』에 내용 일부가 인용되어 있고, 1907년에 26개의 본초가 기록된 자료가 돈황에서 출토되었다.

　　명대(明代)의 이시진(李時珍)은 『본초강목(本草綱目)』에 맹선의 견해를 인용했다.

　　　蓴菜可以消渴熱痹 和鯽魚作羹 時下氣止嘔

　　순채와 붕어를 넉량으로 합해서 국을 만든다는 내용은 『식의심감(食醫心鑑)』에 있다.

　　　蓴菜鯽 各四兩
　　　右以紙裹魚炮令熟 去骨研 以橘皮鹽椒薑 依如蓴菜羹法 臨熟
　　下魚和 空心食之

　　붕어는 반위를 치료하니까, 동무 공은 맹선의 내용에다 반위를 넣어서 자신만의 문장을 만들었던 것이다.

　　　蓴和鯽魚作羹食之主反胃食不下止嘔

　　순과 붕어를 섞어서 국을 만들어 먹으면, 반위로 음식이 내려가지 않는데 주로 작용하고 구역질을 멈추게 한다.

〈동의수세보원 사상초본권〉

제(題)

〈동의수세보원(東醫壽世保元) 사상초본권(四象草本卷)〉은 1985년 10월에 연변조선족자치주민족의학연구소에서 발간한 『조의학(朝醫學)』에 부록으로 실린 〈사상의학초본권〉으로 학계에 알려졌다. 〈사상의학초본권〉은 손영석(孫永錫 1942~)이 제공한 자료였다. 『조의학』은 1989년 7월에 한국에서 영인본이 발행되었다.

1993년 4월에 손영석이 소장한 〈동의수세보원 사상초본권〉의 사본이 국내에 들어왔다. 이 필사본은 손영석의 스승인 김구익(金九翊 1880.9.9.~1969.7.22.)이 1936년에 제자 임봉우(林鳳宇)를 대동하고 함흥을 방문하여 율동계 문인 중 한 명인 최겸용(崔謙鏞)을 만나, 최겸용이 소장하고 있던 자료를 필사한 것이다. 그리고 1951년에 정서하여 가지고 있다가, 1969년에 김구익이 사망한 후 제자이자 양

아들이던 손영석이 물려받았던 것이다. 손영석은 1984년 7월 28일에 이 자료의 영인본을 발행했었다.

이 필사본에는 다섯 개의 비슷한 명칭이 사용되고 있다. 〈동의수세보원 사상초본권〉은 표지에 적힌 이름이다. 이름이 여러 가지라는 것은 원본에 정해진 명칭이 없었다는 뜻이다. 김구익이 필사본의 말미에 적어둔 것에 단서가 있다. "題于 魯山"이라고 한 것이다. 노산은 김구익의 호다. 노산이 제목을 정했다는 것이다. 그러므로 〈동의수세보원 사상초본권〉이란 제목은 김구익이 붙인 거라고 판단할 수 있다. 제목 아래에 '原人手抄本'이라고 적은 것은 원본의 상황을 설명했다고 생각한다. 즉 '원인'으로 시작하는 원본을 베꼈다는 의미다.

1936년에 함흥에서 김구익이 최겸용을 만났을 때, 최겸용이 이 자료의 성격에 대하여 설명을 해주었을 것이다. 그리고 김구익은 1951년까지 15년간 자료를 살피고 연구를 해서 이 자료에 대한 개념을 설정했던 것이다. 그렇게 김구익이 가진 인식이 제목에 반영되었다고 짐작한다. 〈동의수세보원 사상초본권〉 또는 〈수세보원 사상초본권〉이라는 뜻은 '동의수세보원으로 사상설이 나오게 된 초본이 적힌 두루마리'라는 의미라고 본다.

구성

〈사상초본권〉은 권지일인 원인(原人), 권지이인 병변(病變), 권지삼인 약방(藥方)으로 구성되어 있다. 동무 공은 어느 순간에 인간의 구분(다름)에 관한 통찰을 얻었을 것이다. 전염병에 관한 경험과 관찰을 통해서였을 수도 있다. 『동의수세보원』의 병증론이 상한병(상한론)을 기본으로 하기 때문에 그런 추론이 가능하다.

〈보제연설〉을 규정하려고 하면 먼저 〈사상초본권〉의 성격을 규정해야 한다고 생각한다.

동무 공은 통찰 이후에 어떤 식으로 연구를 했는지 〈사상초본권〉에 단서가 있다. 전통적인 한의학 의서라면 병증이 나오고 치료법이 제시된다. 하지만 의서로서의 『동의수세보원』은 그런 형식이 아니다. 사람에 대한 파악이 우선이다.

〈사상초본권〉은 원인, 병변, 약방의 순서이다. 원인이 제일 먼저 나온다. 『동의수세보원』도 권지일 논편에서 사람에 대해서 먼저 논한다. 이미 현재에 체질의학적인 개념이 익숙한 사람에게는 당연한 것이지만 이것은 동무 공의 의학을 규정하는 중요한 특징인 것이다.

그런데 동무 공의 연구도 그런 순서로 진행되었을 것이라는 짐작이다. 사람의 다름에 대한 통찰을 얻은 후에, 그렇다면 구체적으로 어떤 구분이 있는지를 먼저 연구했다고 추정한다. 즉 사상인론 이후에 사상의학이라는 것이다. 사상인에 대한 연구를 통해서 사상인의 특징이 파악되었고 취약한 요소가 무엇인지도 알게 되었다. 그것이 병증론으로 이어지고 그것에 대한 대처가 약과 처방인 것이다.

이와 같이 〈사상초본권〉은 사람에 대한 연구를 시작한 사상의학 연구 초창기의 생각을 정리해둔 자료라고 규정할 수 있다. 동국대학교 사상의학교실의 박성식 교수는 동무 공이 50세 전후(46세~57세)

태양인 약재와 식물(食物)

藥材	〈四象草本卷〉	〈普濟演說〉	〈東武遺稿〉	『東醫壽世保元』
(乾) 柿	○		○	
五加皮	○	○	○	○
蕎麥	○	○	○	○
獼猴桃	○	○	○	○
葡萄 (根)	○	○	○	○
木果	○	○	○	○
(靑) 松節		○	○	○
松葉		○		○
蘆根		○	○	○
櫻桃肉		○	○	○
松花		○	○	○
杵頭糠		○	○	○
蚌蛤		○	○	○
鯽魚		○	○	○
蓴		○	○	○
大八梢魚		○		
小八梢魚		○		
菘		○	○	
大蛤		○	○	
柑		○		
麵			○	
杏肉			○	
淸酒			○	
柴胡			○	
柿子			○	
草龍膽			○	
茅根			○	
藤汁				○
螃蟹				○
菜果屬	○			○
蛤屬				○

에 저술했다는 견해를 밝혔다. 동무 공은 50세에 진해현감이 되었다.

〈보제연설〉은 〈사상초본권〉보다는 늦은 시기에, 질병을 보기 위한 다양한 자료를 보고 정리하던 시기에 참고한 것들을 모아 놓은 것이라고 추정한다.

앞쪽에 정리한 표에서 태양인 약재 부분만 보아도 〈사상초본권〉의 분량이 상대적으로 적은 것을 알 수 있다.

군(郡)

고원군수

이능화(李能和 1869.1.19.~1943.4.12.)는, 1934년에 문일평(文一平)이 펴낸 『조선명인전(朝鮮名人傳)』에서 「동무공전(東武公傳)」을 썼다. 이 글에 "관찰사가 선생의 공(功)을 생각하여 고원(高原) 군수(郡守)를 주천(奏薦)하였으나 선생이 군이 사양하고 취임치 않았다."는 내용이 있다. 후세에 이것을 그대로 인용한 자료들이 많은데 이는 사실이 아니다.

1896년 2월에 함흥에서 일어나서 '함흥민란'으로 불리기도 하는 '최문환의 난'은 을미년(1895년)에 있었던 명성황후 시해사건과 단발령 등의 조치로 촉발된 을미의병의 일환으로 이해해야 한다는 것이 학계의 일반적인 견해인 것 같다. 최문환은 강릉을 거점으로 일어난 의병대장 민용호(閔龍鎬 1869~1922) 휘하에 있던 인물이다. 민용호가 남긴『관동창의록(關東倡義錄)』에 따르면, 최문환은 민용호에게서 함경도 소모장(召募將)으로 임명되고 진북장(鎭北將)의 임무를 받아 관북지역에 파견되었던 것이다.

그런데 의병이든 무엇이든 모든 봉기는 대의를 내세우지만, 실제로 그것에 참여하는 개개인이 지향하는 목표와 목적은 다양할 것이다. 그래서 역사적인 사건과 인물에 대한 평가는 그것을 바라보는 방향과 태도에 따라 상대적일 수밖에는 없다.

결과적으로 동무 공은 '최문환의 난'을 진압한 공로를 인정받아, 건양(建陽) 원년(1896년) 11월 23일에 고원군수에 임명된다. 그리고 함경남도 관찰사였던 서정순의 탄핵을 받아 광무(光武) 2년(1898년) 4월 13일에 면직된다. 약 17개월간 고원군수로 재임했던 것이다.

〈장서각본 동무유고〉에 고원군수에 관한 내용이 나온다. 정유년 (1897년)에 함경도 지방을 4개월간 여행하고 있던 스물아홉 살 먹은 일본사람 코야마(小山)와 나눈 필담이다. 코야마는 고원군 마을의 위치나 이름을 물었던 것인데, 동무 공은 국가의 공식적인 문서가 없으면 사사로이 그런 내용을 알려줄 수 없다고 답하면서, 그 이유는 자신이 평민이 아니라 군수라는 위치에 있는 사람(我非平民也 今 爲郡守)이기 때문이라고 분명하게 말했다.

사상인의 비율

사상인의 분포비율이 담겨 있는 자료는『동의수세보원』, 〈동의수세보원 사상초본권〉, 〈함산사촌 동의수세보원 갑오구본〉, 〈보제연설〉이 있다. 이 중에서 〈갑오본〉을 초록한 〈동의수세보원 갑오본〉의 내용이 두드러진다. 산과 골짜기가 많은 북부지방과 평야지대가 많은 남부와 중부지방을 나누어서 사상인의 분포비율을 다르게 말한 것이다. 이런 자료들이 발견된 이후에 학계에서 벌어진 논란의 핵심은 〈동의수세보원 사상초본권〉의 성립시기이다. 성립시기가 특정되어야 동무 공이 가졌던 인식의 흐름을 따라갈 수 있기 때문이다. 그래서 이 논란은 애매한 채로 남아 있다. 결과적으로『동의수세보원』을 편집한 율동계 문인들은 동무 공이 〈경자본〉에 고쳐 쓴 내용을 선택했다.

〈보제연설〉은 아직 학계에서 본격적으로 탐구되지 않았다. 사실 〈보제연설〉의 '사상인 비율'부분은 주목을 받을 만한 내용은 아니다. 나는 글자 하나가 눈에 띄었다. 바로 군이다. '보제연설'에서 태양인과 소양인은 마른 것이(宜瘦), 태음인과 소음인은 살찌는 것이 좋다(宜肥)고 한 후에, 이어서 사상인의 비율을 말한다.

若以一郡之萬人論之 少陽人 三千人 太陰人 五千人 少陰人 二千人 太陽人 不過四五人也

만약 한 군의 인구가 1만 명이라면 소양인은 3천명, 태음인은 5천명, 소음인은 2천명, 태양인은 불과 네다섯이다.

『동의수세보원』, 〈동의수세보원 사상초본권〉, 〈함산사촌 동의수세보원 갑오구본〉에서는 일관되게 '한 현을 1만 명이라고 하면(一縣

[1] 보제연설 普濟演說

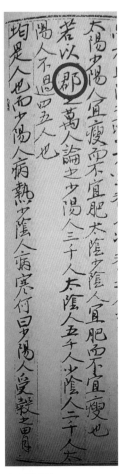

〈보제연설〉
사상인의 비율 부분

萬人數)'이라고 하였다. 나는 이것이 동무 공의 직접적인 진해현감(鎭海縣監) 경험으로부터 나온 언급이라고 판단한다. 동무 공은 진해현감에서 물러나 상경하여 〈수세보원〉을 집필했다. 그러니 자연스럽다. 그리고 한성에서의 생활과 진해현감의 근무를 통해서 중부와 남부 지역의 경험도 생겼다. 이런 실제적이고 직접적인 경험이 사상인 분포비율에서 현(縣)과 남중원야(南中原野)로 반영되어 나타나게 되었던 것이다.

그런데 왜 갑자기 군인가. 나는, 〈보제연설〉은 동무 공에 의해서 경자년(1900년)에 편집되었다고 추정하고 있다. 여기에서 군이라고 한 것은 동무 공의 고원군수 경험이 투영된 것이다. 그리고 이것을 바꾸어 말한다면, 사상인의 비율을 밝히는 문장에 군을 넣은 것이 〈보제연설〉이 동무 공에 의해 이뤄진 작업임을 증명하는 또 하나의 증거가 된다는 것이다.

〈동무유고(東武遺稿)〉

이능화

이능화는 근현대의 역사학자이자 민속학자이다. 자는 자현(子賢), 호는 간정(侃亭)·상현(尚玄)·무능거사(無能居士)이다. 충청북도 괴산 출신이다. 홍문관 교리와 이조참의, 군국기무처 회의원을 지낸 이원긍(李源兢 1849~1919)의 아들이다. 1888년에 상경하여, 서로 다른 외국어를 가르치는 학교에 다니면서 외국어를 배워서 영어·불어·중국어·일어에 능통하였다. 저서에 『조선불교통사』, 『조선무속고』, 『조선해어화사』, 『조선도교사』 등이 있다.

〈동무유고〉라는 명칭이 처음 기록된 것은 1918년(大正 7年)에 나온 이능화의 『조선불교통사(朝鮮佛敎通史)』 하편이다. 여기에서 이능화는 동무 공의 저술로 〈동무유고〉, 〈격치고〉, 〈동의수세보원〉을 소개하였다.

[1] 보제연설 普濟演說

李能和,『朝鮮佛敎通史 下篇』京城 新文館 大正七年(1918년)
「四象學說人稟性情」
公於經術 宗韓雲翁先生 以其格物致知 窮理盡性 自出易學
著有〈東武遺稿〉〈格致考〉〈東醫壽世保元〉等書
創四象學說 蓋其學卽心理也 性理也 生理也 醫理也

　　이능화가 열거한 것을 동무 공의 저술 순서로 오해한 연구자도
있다. 언뜻 보면 그렇다. 〈수세보원〉은 동무 공 생애의 마지막 저술
이고, 1918년 당시에 이미 출간되어 세상에 나와 있던 유일한 저작
이다. 그리고 〈수세보원〉 이전에 1880년부터 시작한 유략(儒略), 독
행편(獨行篇), 반성잠(反誠箴)으로 이어지는 〈격치고〉의 저술이 1893
년에 완성되었다. 이능화는 이것도 완결된 저술로 본 것이다. 그러
니까 그는 〈격치고〉를 〈수세보원〉과 대등하게 중요한 저술로 판단
했다는 뜻이다. 그리고 그 외에 남겨진 원고를 〈동무유고〉라고 한
것이 아닌가 나는 생각한다. 물론 1900년에 동무 공이 작고한 이후
부터 1918년 사이에, 누군가가 동무 공의 남겨진 원고를 정리하여
〈동무유고〉라고 이름을 붙인 필사 자료를 이능화가 보았을 가능성
도 있다.

　　이능화는 1934년에 문일평이 조선일보사를 통해서 펴낸『조선명
인전』에 「동무공전」을 싣기도 했다. 이 글에는 다소 불분명한 내용
도 많이 섞여 있지만 동무 공의 생애를 본격적으로 소개한 최초의
글이라는 중요한 의미가 있다. 동무 공이 자신의 집에 머물며〈수세

보원)을 집필하던 시기에, 20대의 이능화는 곁에서 직접 동무 공을 겪어 본 사람이다. 그런 생생한 경험은 존중해야 한다.

육당(六堂) 최남선(崔南善)은 1922년에 신문관(新文館)에서 나온 『시문독본(時文讀本)』권4에서, 이동무(李東武)를 "어디에도 사승(師承)을 댈 길이 없을 만큼 독창적"이라고 평가했다고 한다.

그런 후에 〈동무유고〉는 한동안 이능화의 기록을 넘어서지 못했다. 물론 이후에 〈동무유고〉라는 이름이 아예 사라졌던 것은 아니다. 출판사 관계자, 사상의학 임상가, 연구자 중 일부는 이것을 기억하고 기록으로 남겨두었다. 하지만 〈동무유고〉 필사본 실물에 대하여 기록한 자료는 없었다.

북쪽과 남쪽

현재까지 세상에 드러난 〈동무유고〉는 두 종류가 있다. 먼저, 1966년 7월에 북한 보건성의 동의간부양성소 사상반에서 등사판으로 간행한 것이 있다. 이것을 〈보건성본(保健省本)〉이라고 한다. 이로부터 시간이 한참 흐른 뒤에, 1999년 3월 30일에 량병무(1935~)와 차광석(1971~)이 번역한 책이 해동의학사에서 간행한 '국역 한의학 대계'에 15권으로 들어갔다. 하지만 이 책의 해제는 비교적 단출하다. 1966년에 〈보건성본〉이 성립했던 과정에 대한 소개가 전혀 없다. 아마도 저본이 된 자료에 번역자들이 참고할 만한 내용 자체가 실려 있지 않았던 것 같다.

남쪽에서는 1995년에 박윤희(朴允熹) 원장이 한국정신문화연구원

장서각(藏書閣)의 〈하성문고목록〉에서 〈동무유고〉를 발견하였다. 하성문고는 한국정신문화연구원의 초대 원장이었던 하성(霞城) 이선근(李瑄根 1905~1983)이 퇴임할 무렵인 1978년에 소장하고 있던 도서를 기증하여 설립된 것이다. 이것을 〈장서각본〉이라고 부른다. 어렵게 도서관장의 허가를 받아 복사를 했고 박윤희 원장이 디지털텍스트로 만드는 작업을 했다. 이 자료를 반영하여 1996년에 한국정신문화연구원 한국학대학원에서 「동무 이제마 사상의 기본구조」라는 석사학위 논문을 썼던 이창일이 역주를 하여, 1999년 11월에 청계출판사에서 발간했다.

북쪽과 남쪽의 번역본에 각각 저본이 된 두 필사 자료가 같은 이름으로 〈동무유고〉라고 불리지만, 〈보건성본〉과 〈장서각본〉은 서로 다른 서물이다.

동무자주

〈동무유고〉의 북과 남 두 자료에 모두 들어 있는 내용이 있다. 이른바 「성명론 동무자주」라고 불리는 것이다. 이것은 〈수세보원〉의 첫 논편인 「성명론」의 조문 1, 즉 '천기유사(天機有四)'를 주해한 것이다. 이것이 정말 동무 공이 직접 쓴 주해인지에 관해서는 그동안 학계에서 여러 견해가 있었다. 나는 이것이 동무 공이 스스로 붙인 주(註)라고 믿는다. 동무 공은 『소문(素問)』의 제5 「음양응상대론편(陰陽應象大論篇)」에 있는 내용을 끌어다가, 자신의 방식으로 비틀어서 '지방 인륜'과 '세회 천시'를 대비하여 설명하고 있다. 즉 천기란서.북.동.남 네 방위의 기미라는 것이다.

『素問』第5「陰陽應象大論篇」

天不足西方 故西北方陰也 而人右耳目不如左明也

地不滿東南 故東南方陽也 而人左手足不如右强也

〈보건성본〉과 〈장서각본〉에 모두 있는 「동무자주」가 같은 내용이
라는 소개만 믿고 대수롭지 않게 그냥 넘겼었다. 결론적으로 말하면
두 책이 저본으로 삼은 두 필사본의 해당 내용은 똑같았다고 판단
한다. 그리고 한동석(韓東錫)이, 1967년에 나온 『동의수세보원주석
(東醫壽世保元註釋)』에 실어 놓은 내용도 동일하다.

한동석의 책에 「동무자주」가 실리게 된 과정에 대한 일화가 전한
다. 송일병(宋一炳)이 동양의대(東洋醫大)에 다니던 시절에 동무 공의
후손인 이진윤으로부터 받은 것을, 1965년 12월에 대한한의학회와
서울시한의사회가 공동 개최한 사상의학학술강좌에 참석하여, 강사
로 나온 한동석에게 전달했다는 것이다.

그런데 이번에 글을 준비하면서 북쪽과 남쪽에서 각각 나온 번역
본을 보다가 발견했다. 〈장서각본〉을 텍스트로 만드는 과정에서 실
수가 생긴 것이다.

디지털 가필

나는 이경성(李璟城) 원장이 2000년 4월 24일에 완성한 [검색본

동무 이제마 선생 전체 원문자료]를 가지고 있다. 여기에 포함되어 있는 〈장서각본〉 부분은 1997년 2월에 경희한의대 사상의학교실에서 정리한 것이다. 사상의학교실에서는 텍스트 작업 후에 번역도 진행하였는데 이 번역본을 김백희가 후배인 이창일에게 소개하였고, 이창일은 그 자료가 역주 작업에서 도움이 되었다고 자신의 책에서 밝혔다. 김백희(金白熙)는 박윤희 원장이 1995년에 〈장서각본〉을 발견하던 당시에 한국정신문화연구원 장서각의 조교였고, 한국학대학원의 철학박사 과정에 있었다.

아래는 경희한의대 사상의학교실에서 정리한 내용에서, 실수가 있었던 부분을 내가 붉은 박스로 표시한 것이다. 해당하는 부분은 이목과 수족, 그리고 右이다. 이목과 수족은 원래의 필사본에는 없었다. 즉 글의 진행은 '태음인과 소음인의 이목은 태양인과 소양인의 이목과는 다르므로 보고 듣는 능력이 불급하다(太少陰人之耳目 不如太少陽人之耳目 視聽之力不及也)'와 '태양인과 소양인의 수족은 태음인과 소음인의 수족과는 다르므로 걷는 힘이 불급하다(太少陽人之手足 不如太少陰人之手足 行去之力不及也)'로 되는 것이 맞다.〈장서각본〉 필사 원본과 〈보건성본〉 번역본, 그리고 『동의수세보원주석』의

第二篇. 性命論

天機有四一日地方二日人倫三日世會四日天時地方卽少陰兌上絶西方也人倫卽太陰坎中連北方也此兩方關鎖右上地有餘天不足之方故 一日地方云蓋太少陰人之上焦不足卽天不足西北而然則右耳目不如左耳目右耳目太少陰人之耳目不如太少陽人之耳目 耳目 視聽之力不及也世會卽少陽巽下絶東方也天時卽太陽离虛中南方也此兩方關鎖左下天有餘地不滿之方故四日天時云蓋太少陽人之下焦不足卽地不滿東南而然則左手足不如右手足 右 手足太少陽人之手足不如太少陰人之手足 手足 行去之力不及也

〈수세보원 壽世保元〉 들춰보기

72

내용을 비교하였다. 물론 정리한 내용처럼 이목과 수족이 반복해서 들어간 것에 큰 문제는 없다. 박윤희 원장인지, 경희대 사상의학교실인지 누가 그런 것인지 잘 알지는 못하겠다.

그럼 왜 그랬는지를 짐작해 보아야 한다. 아마도 〈장서각본〉의 필사 과정에서 필사자가 이목과 수족을 누락했다고 판단했던 것 같다. 그런 판단이 아니었다면 내용의 진행에 아무런 문제가 없다 하더라도, 동무 공의 저작을 다루는 중대한 작업에서 없던 것을 새로 끼워 넣었을 리가 없다. 하지만 좀 더 깊게 궁리해보자. 필사를 했던 사람이 같은 글자도 아닌 이목과 수족을 동시에 누락했다고 보기는 어렵다. 그리고 무엇보다, 동무 공은 글을 쓸 때 불필요한 단어를 중복해서 쓰지 않는, 간결하고 응축된 글쓰기를 한다는 사실을 상기했어야만 한다. 사상의학 연구자들은 종종 과거의 필사 자료를 향해서 '가필' 운운하곤 한다. 이것은 엄연한 '디지털 가필'이다.

右는 左를 잘못 옮긴 것이다. 아마도 박윤희 원장의 실수 같다. 이 문장은 '然則左手足不如右手足 左手足太少陽人之手足 不如太少陰人之手足'으로 되어야 한다. 그런 즉 左手足은 右手足과 다르다. 左手足은 태양인과 소양인의 手足으로, 태음인과 소음인의 手足과 다르다.

〈장서각본〉을 역주한 이창일은 위에서 지적한 부분을 교정하지 않고 그대로 작업을 했다. 필사된 원본과 텍스트 작업된 자료를 세밀하게 대조하지 않았던 것 같다.

동무약성가

두 자료에 함께 들어 있는 내용도 있지만 내가 주목하는 것은 동무약성가, 사상인식물류, 사상인요약 등 〈보건성본〉에만 있는 내용이다. 이능화는 〈보건성본〉을 보았을 가능성도 있다.

〈보건성본 동무유고〉

유고

유고(遺稿)란 죽은 사람이 생전에 남긴 원고이다. 그러므로 사실 동무 공의 저작은 모두 유고였던 셈이다. 동무 공이 작고한 후에 『동의수세보원』을 율동계 문인들(金永寬, 韓稷淵, 宋賢秀, 韓昌淵, 崔謙鏞, 魏俊赫, 李燮恒)이, 『격치고』와 『상교현토 동의수세보원』을 한두정 선생이 발간했고, 후인들에 의해 사상의학과 관련한 다양한 자료들이 출간되었다.

김구익은 1936년에 함흥에서 최겸용을 만나 〈동의수세보원 사상초본권〉을 필사한다. 이것을 나는, 동무 공이 〈수세보원〉을 집필하기 위해서 오래도록 준비하던 초고이고 일종의 메모(memo) 모음집이라고 생각한다. 그런 메모들을 정리해두면서 찾아보기 쉽게 카테고리(原人, 病變, 藥方 等)를 만들어 분류해 놓았던 것이다. 그러니 이것은 오랜 시간 누적된 결과물일 것이다. 또 저술로서 어떤 일정한 체계를 갖추었다고 보기는 어렵다.

〈신축판〉을 편집한 율동계 문인들은 이 원고의 성격을 잘 알고 있었을 것이다. 그리고 이미 이 자료를 바탕으로 하여 저술된 〈수세보원〉 원고가 있었으므로, 〈신축판〉 편집 당시에 〈사상초본권〉은 그다지 중요하게 취급되지는 않았으리라고 짐작한다. 다만 동무 공 후세에 사상의학을 연구하게 된 연구자에게는 다른 가치를 지니게 되었다. 그런 후에 (전후 사정은 알 수 없지만) 이 서물은 최겸용에게로 옮겨졌다. 1936년에 소유자가 최겸용이었다는 것이다. 그리고 김구익의 필사를 거쳐서 손영석에게로 이어졌고, 1985년 10월에 연변에서 발간된 『조의학』에도 실렸다.

이렇게 유고란 다양한 형태로 필사되고 편집되고 전승된다. 그러니 유일본으로서 〈동무유고〉란 이름의 완성된 저술은 세상에 존재하지 않는 것이다. 바꾸어 말하면, 〈동무유고〉란 이름을 가진 필사본이 지금 세상에 두 종류가 드러나 있는데 혹시라도 앞으로, 다른 내용으로 편집되었으나 같은 이름을 가진 필사본이 또 나타날 가능성을 무시할 수는 없다.

〈보건성본(保健省本)〉

이능화는 어떤 〈동무유고(東武遺稿)〉를 보았던 것일까.

현재 사상의학계에서는, 한두정 선생이 1940년 1월에 『명선록(明選錄)』을 출간하고 1940년 7월에 『격치고(格致藁)』가 발간되던 사이에 〈장서각본〉을 정리하는 작업을 했을 거라고 추정하고 있다. 내 생각도 같다. 아래는 이렇게 추정하는 이유이다.

한두정 선생이 출간한 『격치고』에 〈제중신편(濟衆新編)〉이 부록으로 실려 있다. 이것은 본디 동무 공이 1897년에 수동사 장량리 동몽계의 권학문으로 쓴 것으로, 조선 후기의 의관 강명길이 정조의 명으로 1799년에 편술한 의서인 『제중신편(濟衆新編)』과 이름만 같다.

그리고 〈장서각본〉에도 〈제중신편〉이 〈동무유고〉와 함께 들어 있다. 이 필사본의 묶음 제목은 〈東武遺稿〉이고 그 안에 〈東武遺藁〉가 들어 있다. '고'자의 한자가 다르다. 그러니 〈장서각본〉은 한두정 선생과 연관된 필사본일 가능성이 크다는 것이다. 그리고 〈장서각본〉 필사에 쓰인 종이가 『명선록』의 이면지라는 사실이 강력한 증거가 된다. 그는 『격치고』 출간을 준비하면서 그 전에 편집해두었던 자료 중에서 〈제중신편〉을 함께 붙여서 간행하면 좋겠다고 판단했던 것이다.

1940년 7월에 함산 사촌에서 〈동의수세보원 갑오구본〉을 초록했던 한민갑은, 12월에는 대전부 석남촌으로 가서 〈동의수세보원 구본〉을 등서한다. 그리고 여기에다가 덧붙여서 필사해 놓은 자료들이 있다. [藥性歌], [治癎], [治瘇核方文], [少陰人脾藥 少陽人腎藥 太陰人肺藥] 등이다. 이것들은 〈보건성본 동무유고〉에 고스란히 들어있는 자료들이다. 그러니까 한민갑은 〈보건성본〉과 같은 계열의 자료를 보았던 것이다. 나는 한민갑이 한두정 선생의 연속된 출판사업을 돕던 사람이라고 추정한다. 나의 추정이 맞는다면 당연히 한두정 선생도 〈보건성본〉의 존재와 내용을 알았다는 것이 된다.

나는 〈장서각본〉보다 〈보건성본〉이 훨씬 먼저 성립했다고 본다. 그래서 1918년에 『조선불교통사』를 통해서 이능화가 언급한 〈동무유고〉은 〈보건성본〉일 가능성이 크다. 그가 〈보건성본〉을 보았을 것이라는 짐작이다. 한두정 선생도 〈보건성본〉의 내용을 알았으므로 당연하게도 그것의 내용과 겹치지 않게 유고를 편집했다. 〈장서각본〉과 〈보건성본〉 두 자료는 편집된 시기가 다르기도 하지만, 무엇보다도 편집자의 관심에 뚜렷한 차이가 있다.

〈장서각본〉을 역주한 이창일도 '〈장서각본〉은 1940년대에 한두정이 편집한 것'이라는 견해를 표명했다. 이창일은 이 책에서 〈보건성본〉을 언급하지 않았다. 아마 존재 자체도 몰랐거나, 번역본이 출판된 사실을 몰랐던 것 같다.

〈보건성본〉과 〈장서각본〉은 어떻게 다른가. 〈보건성본〉은 치병과 용약에 관한 내용이 중심이다. 이와 다르게, 〈제중신편〉 이외에 〈장서각본〉의 많은 부분은 동무 공과 일본인이 나눈 필담이다. 필담에서 주로 다뤄진 동무 공의 관심은 한반도를 둘러싼 주변 강국들의 정세와 군사전략에 관한 부분이었다. 특히 무기의 운용에 관한 내용이 있다. 나머지는 동무 공 사후에 세워진 추모비의 비문 같이 후인들이 남긴 글이 들어 있다.

〈성명론 동무자주〉처럼 두 자료에 함께 들어간 것도 있다. 이 〈동무자주〉를 〈장서각본〉의 편집자 입장에서 본다면, 그때까지도 제대로 해석되지 못하고 남아 있는 중요한 내용이라고 판단했던 것 같다.

〈보건성본〉의 인용

〈보건성본〉의 구성은 크게, [약성가(藥性歌)], [사상인약재류(四象
人藥材類)], [사상인식물류(四象人食物類)], [사상요목(四象要目)], [김
봉순간병(金鳳舜癎病)], [치종핵방문(治瘇核方文)], 기타 등이다. 〈보
건성본〉과 같은 계열의 필사본은 일제강점기 당시에 사상의학에 관
심을 둔 관계자들 사이에 널리 퍼져있었다. 아래 표를 보자.

〈保健省本〉과 공통된 내용

年度別 書物	내용
1929 『東醫四象新編』 元持常	四象人要藥
1940 韓敏甲 筆寫 〈石南村本〉	藥性歌 金鳳舜癎病 治瘇核方文 四象人要藥
1941 『東醫四象診療醫典』 李泰浩	藥性歌 四象人要藥 食物
1941 『詳校懸吐 東醫壽世保元』 韓斗正	四象人食物類
1964 『四象要覽』 李道耕	四象人藥性 四象人要藥
1966 「四象人의 食物에 대한 小考」 朴奭彦	四象人食物類
1966 保健省 『東武遺稿』 韓斗正 추정	四象人食物類 藥性歌 四象人藥材類 四象要目 治瘇核方文 金鳳舜癎病
1973 『四象醫學原論』 洪淳用.李乙浩	四象人食物

〈보건성본〉과 같은 계열의 자료를 이능화도, 『동의사상신편』의
편집자도, 『동의사상신편』을 기반으로 해서 편집체제를 바꾼 책을
준비하던 행림서원의 이태호도, 한민갑도, 한두정 선생도, 이도경도,
박석언도 보았을 것이다. 홍순용 선생은 〈보건성본〉을 보았거나 아

[1] 보제연설 普濟演說

니면 앞에 나온 자료들을 참고하였을 것이다.

량병무는 해동의학사에서 1999년 3월에 출간한 '국역 한의학대계'에 포함된 『동의사상신편』 번역본의 해제에서, 1941년에 행림서원에서 나온 『동의사상진료의전』은 거의 모든 내용이 『동의사상신편』을 그대로 답습하였다고 지적하면서 다만 편송결(便誦訣)만 특징적이라고 하였는데, 그의 평가는 다소 박한 구석이 있다. 이태호는 자신의 책 속에 〈동무유고〉라고 분명하게 출처를 명시했으므로 같은 제목이 붙은 자료를 직접 보았던 것이다.

소음인 계문

정용재 원장이 『이제마, 인간을 말하다』의 김주(金洲) 선생 챕터에 썼던, 선생의 은사인 성운(成雲) 할아버지가 떠올랐다. 김주 선생은 문하에 드나드는 정 원장의 후배에게 성운 할아버지가 소음인이라고 말했다고 한다.

> 정용재, 『이제마, 인간을 말하다』 정신세계사 2013. 9. 13. p.376
> "이 책을 草하게 하여주신 은사 成雲 할아버지와 아버님의 영전에 감사를 드리면서."
> 金洲, 『性理臨床論』 大星文化社 1997.

그런데 〈보건성본〉에 성운이 있다. 「계소음인(戒少陰人)」 챕터에 "對診成雲病而言 然少陰人皆然"이라고 나와 있다. 〈보건성본〉의 번

역자인 량병무와 차광석은 실지로 '성운병'이라는 병증이 있는 것
으로 보았는데 그건 엉뚱한 인식이다.

번역을 하면 '계소음인은 성운의 병을 진찰한 것에 대하여 말한
것인데, 소음인이라면 모두 그러하다.'가 된다. 성운이 받은 이 계문
은 1898년에 동무 공에게 소음인으로 감별 받고 처방전과 훈화를
받았던 최린의 것과 비슷한데, 최린에게 준 것보다는 좀 간단하다.

〈保健省本〉戒少陰人

　成事雖則可喜 天下不如意者十常八九 人間何事能使 此心每
日喜 欲使此心每日喜 故此心恒窮愁而不樂 雖目前十分必成之事
恒若不成 則其事無害於成脾陽不耗也

崔麟이 받은 訓話

　世間可喜者 心中所欲之事也 順理而所欲則其事美也 不得順理
則其事不美 無論順理 與不順理 過欲則成病也 成事雖則可喜 敗
事終 或不喜 屢喜而屢不喜 陽氣爲喜心之所耗也 申言之曰 天下
事 不如意者十常八九 世間何事 能使此人 每日喜 欲使此心 每日
喜 故不得 其喜 自然窮愁而不樂成病也 是故雖目前 十全必成之
事 視之恒若不成則 五臟不傷而事亦易成 事有成不成而每每欲成
所以浪喜也 爲喜心所傷 必戒喜心

얼마 전에 한 동료가 김주 선생의 진료실을 방문하였을 때 이 내

용을 여쭤보았다면서 내게 전달해주었다. 〈보건성본〉에 나온 성운
이 은사인 성운 할아버지가 맞고, 그 분의 성함이 성씨(姓氏)가 성이
고 이름이 외자로 운이라고 한다.

한남산중(漢南山中)

이원긍

이능화는 「동무공전」에 아래와 같이 썼다.

"선생은 필자의 집에서 유숙하시며 우리 선친과 우교(友交)를
위목(爲睦)히 하셨다. 그때 선생이 사상의서를 저작하셨다. 선생은
매일 남산에 올라가 송엽을 뜯어 씹으시며 약리를 연구하셨는데
송엽의 성질이 태양인에게 가장 적합하였다."

동무 공은 이능화의 부친인 이원긍과 친했다. 한성에 있던 이원긍
의 집에 기거하면서 〈수세보원〉을 집필했다. 동무 공은 자주 남산에
올랐고 소나무 잎을 씹었다. 몸이 불편해지면 곶감과 메밀국수를 먹
으면 나았다. 이것이 이능화의 「동무공전」이 전해주는 정보다.

[1] 보제연설 普濟演說

이원긍은 1849년 4월 5일에 충북 괴산군 연풍면 아차골에서 태어났다. 음성현감과 춘천판관을 지내다가 1891년에 증광문과에 급제하여 중앙 관계로 진출한다. 홍문관교리, 이조참의, 북청부사 등을 거쳐 1894년 내무아문참의가 되고, 갑오개혁 때 신설된 군국기무처의 회의원이 되었다. 그 뒤 법부협판을 지냈고 독립협회에 가입한다. 1901년에 황국협회의 무고로 인한 독립협회 지도자에 대한 일련의 검거선풍으로 말미암아 3년간의 옥고를 겪었는데, 수감되어 있을 때 미국인 선교사 방커(Bunker 房巨)의 교화로 기독교에 입교하였다.

이원긍은 출옥 후 케일(Cail 奇一)목사가 주관하던 연동교회(蓮洞敎會)에 다녔다. 그러다가 연동교회에서 장로 장립과 관련한 행정적인 잘못으로 당회장인 케일 목사와 대립하게 된다. 1909년에 이원긍은 케일 목사의 처사에 대한 불만으로 함우택, 오경선, 조종만, 김시재 등과 함께 연동교회에서 나와서, 기존의 묘골기도소와 합하여 자신의 집 사랑채에서 묘동교회(妙洞敎會)를 시작한다. 이원긍의 집이 종묘 근처인 묘동(廟洞)에 있었으므로 묘동교회인데, 제사를 연상시키는 사당 묘 자는 적합하지 않다고 판단해서 묘할 묘자를 썼다. 이원긍은 1919년 8월 27일에 세상을 떠났다.

한남산중

동무 공은 1893년(癸巳年) 7월 13일부터 1894년(甲午年) 4월 13일까지 한성에 있던 이원긍의 집에서 〈수세보원 갑오본〉을 집필한다.

「사상인변증론」 말미에 쓴 후기에 '함흥의 이제마가 한남산중에서 글을 마치다(咸興李濟馬畢書于漢南山中).'라고 적었으므로, 후인들은 이원궁의 집이 서울 남산 자락의 어디쯤이라고 짐작을 했던 것이다. 한남산중에서 남산 자락으로 그리고 서울시 중구 필동(筆洞)과 연결한 단순한 추리였다.

조선시대 한성부(漢城府)의 행정구역은 동.서.남.북.중(東西南北中)의 5부(部) 아래로 방(坊), 계(契), 동(洞)을 두었다. 필동이란 이름은, 이곳에 5부 중 하나인 남부의 부청이 있어서 원래는 부동(部洞)이었는데, 붓동으로 읽다가 붓골이 되었고 이것을 다시 한자로 바꾸면서 필동으로 잘못 표기하게 된 것이다.

봉익동

세선부부한의원의 정용재 원장과 톡을 나누는데, '요즘 이능화의 집을 찾고 있는데 잘 안 된다'는 것이다. 이능화의 집을 왜 찾느냐고 했더니, '동무 공이 〈수세보원〉을 집필한 역사적인 장소인데 찾아서 표지라도 세워두어야 하는 것이 아니냐'며, 내가 그런 자료를 잘 찾는 것 같으니 내게 한번 해보라는 것이다.

구글을 뒤져서 이능화가 1926년에 발간한 『조선해어화사』의 간기면(刊記面)에서 주소를 찾았다. '경성부 봉익동(鳳翼洞) 37번지'였다. 그런데 정 원장은 이미 그 주소를 알고 있었다. 그는 이능화가 이사 간 운니동 주소지의 토지대장에서 봉익동 37번지를 보았던 것이다. 그의 고민을 알 것 같았다. 그가 애초에 이능화의 집으로

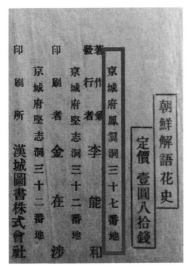
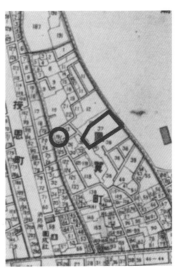

『조선해어화사』의 간기면　　　　봉익동 19번지와 봉익동 37번지
경성부 봉익동 37번지

추정했던 남산 밑인 필동과 종묘 앞인 봉익동이 어울리지 않았던
것이다.

　한국사데이터베이스(http://db.history.go.kr/)의 한국근현대인물
자료에서 이원긍과 이능화의 주소를 확인해 보면, 이원긍은 한성 중
서 대묘동(漢城 中署 大廟洞)으로, 이능화는 한성 중서 정선방 금만년
계 대묘동 제21통 제6호(漢城 中署 貞善坊 金萬年契 大廟洞 第二十一統
第六戶)로 나온다. 대묘동은 일제강점기를 지나면서 서울시 종로구
봉익동이 된다. 아버지와 아들이 상경 후에 같은 주소지에서 계속
살았던 것이다.

이능화는, 1918년에 신문관에서 출판되어 20세기 한국 불교의 최고 명저라고 일컬어지고 있는, 『조선불교통사』에 쓴 서문에서, 이 책을 봉익동의 무무당(無無堂)에서 썼다고 밝히고 있다. 그는 기독교인이 되라는 부친의 소망을 수용하지 않고 거사(居士)로 살았고, 차남인 이중화(李重和)가 묘동교회에서 장로가 되어 부친을 이었다.

묘동교회

이원긍의 사랑채에 모이는 교인이 200여명이 되자 예배당을 신축하자는 의견이 모아졌다. 이원긍은 1910년 8월에 한국 최초로 『마가복음 주석』을 출판했는데, 이 책의 판권료로 받은 200원을 헌금으로 내놓았고, 교회지도자들은 건축비 5,000원을 모금하기로 결의하였다. 연동교회의 장로인 이명혁(李明赫)이 소유한 봉익동 19번지 대지 201평을 매입하고, 경복궁의 잣나무를 건축자재로 불하를 받아서 건평 60평의 ㄱ자 형태로 교회건물을 신축하였다.

앞쪽의 지도 그림에서도 보이듯이 봉익동 37번지와 19번지는 아주 가깝다. 1910년 10월 10일에 창립된 묘동교회 건물은 1960년에 헐리고 1962년에 콘크리트 2층 건물로 신축하였다. 그리고 이 자리에 지금은 전주이씨 운녕공파종회 건물(6층)이 새로 들어서 있다.

이원긍의 집이 37번지 어디쯤이었는지 확인할 수는 없다. 지금은 이 땅을 가로질러 길이 생겨서 지번 37은 위아래로 나누어졌다. 하지만 이곳에 오래 살았던 토박이라면 '이능화의 집터' 위치를 알 수도 있을 것이다.

이동녕

1933년부터 1940년까지 대한민국임시정부의 주석을 지낸 석오 (石吾) 이동녕의 집안은 이원긍의 집안과 인연이 깊다. 이원긍은 이 동녕(李東寧 1869.2.17.~1940.3.13.)의 부친인 이병옥(李炳玉)과 태어 난 날이 같은데 두 사람은 어린 시절부터 절친한 사이였고, 또 이 동녕과 이능화도 동갑으로 형제처럼 지내는 사이였다고 『묘동교회 100년사』에서 전한다. 이원긍의 차남인 이중화의 딸 이유순이 이동 녕의 아들 이의식과 혼인을 맺어 양쪽 집안은 사돈이 되기도 했다. 이동녕은 1900년경에 전덕기의 인도로 기독교인이 되었고 1906년 에는 북간도로 가서 망명정객이 된다. 고국에 남은 이동녕의 부인 김경선과 동생(이남녕)은 나중에 묘동교회의 교인이 된다.

이동녕의 가족은 1885년에 충남 천안에서 봉익동 50번지 자리로

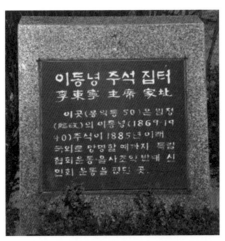

이동녕 주석 집터 표지

<수세보원 壽世保元> 들춰보기

이사를 했다. 현재 종묘광장 공원에 집터 표지가 있다. 이원긍의 가족이 충북 괴산에서 봉익동 37번지로 이주한 것은 1888년이라고 하므로, 양쪽 집안의 인연으로 본다면 이동녕의 부친인 이병옥이 이원긍에게 이 동네를 소개했던 것이 아닌가 추측해 본다.

마무리

이능화의 표현대로 동무 공은 자주 남산에 올랐을 것이다. 그리고 생각을 정리했을 것이다. 물론 〈수세보원〉의 많은 부분을 이원긍의 집에서 썼을 것이다. 그런데 나는 이런 생각이 든다. 집필을 마무리하던(畢書) 바로 그 때에는 한남산중에 있었다는 것이다. 지필묵을 챙겨서 산속에서도 글을 쓸 수 있는 것이 아니겠는가. 〈수세보원〉은 필생의 작업이었다. 그 일을 마치는 소회가 남산에 오른 여느 때와는 달랐을 것이다. '함흥 출신 이제마가 여기 한성에 와서 〈수세보원〉을 쓰면서 오늘 이 남산 자락에 앉아 글을 마무리한다.' 이런 의미가 아니었을까 추측해 본다.

[2]

수세보원
壽世保元

· · · · · · · · · · · · · · ·

동무 공은 상상 이상으로 솔직한 분이다. 학계의 사람들은
이 점을 너무 간과하고 있다. 연구하는 태음인은 태음인의 태도로,
소양인은 소양인의 감각으로, 소음인은 소음인의 처지에서
태양인 이제마 공을 본다. 거기에다 교수는 자신의 권위를 씌운다.
한번 판단한 의견을 뒤집을 용기가 없다.
건강한 흐름은 오래 전에 멈춘 것 같다.
소똥구리(Gymnopleurus mopsus) 암컷은 뭉구나무를 서서
경단을 밀고, 수컷은 앞에서 끌어당긴다. 소똥구리가 굴린 경단은
먹이인 동시에 부화장이기도 하다. 소똥구리 새끼는 경단 속에서 부화한다.
나는 소똥구리가 소똥 경단을 굴리듯이 늘 생각을 굴린다.
내가 굴린 생각에는 남의 것들도 들어 있다. 그것들을 앞으로 뒤로
거꾸로 바로 섞어보는 것이다. 그렇게 섞인 생각은 내 글의 재료가 된다.
또 생각이 내 몸 속을 통과하는 동안에,
묘하게도 전혀 새로운 통찰이 태어나기도 하는 것이다.

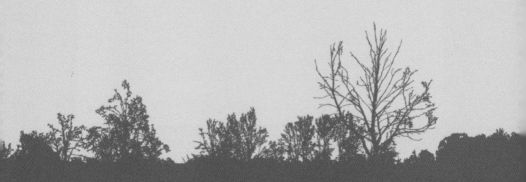

김용준과 보급서관

　한민족은 고려시대에 세계 최초로 금속활자를 만들었지만 조선 시대 전기까지도 책을 만드는 일은 국가의 사무였다. 조선 시대에는 교서관(校書館)이 있어서 경서(經書)의 인쇄나 교정, 향축(香祝), 인전(印篆) 따위를 맡아보았다. 교서관은 태조 원년(1392)에 창설한 교서감을 태종 원년(1401)에 고친 것으로 정조 6년(1782)에 규장각에 편입되었다.

　고려 때의 금속활자나 조선의 금속활자나 모두 경서나 국가의 지배이념을 전파하는 책을 찍을 목적에서 만들어졌다. 여염을 위한 책은 만들어지지 않았다. 조선 중기까지도 민간에는 서점(書肆)이 없었다. 중종 때 와서 비로소 1519년에, 중국처럼 서사(書肆)를 만들려는 방안(節目)을 마련했으나 시행되지 못하고 있었다.

　그래서 민간에서 원하던 책은 필사를 통해서 유통되었다. 임사(賃

寫)는 필사를 전문으로 하는 직업인으로 베끼는 것을 품팔이로 삼았
다. 또 임사가 필사한 것을 유통하는 사람도 생겼는데 책쾌 또는 서
쾌라고 불렀다. 한 명이 임사와 책쾌를 겸하기도 했다. 그러다가 주
로 민간에서 목판으로 인쇄한, 즉 방각본(坊刻本) 서적들이 나오기
시작했다. 조선 중후기에는 서점도 생겼다. 하지만 중국 북경의 경
우처럼 규모가 크지는 않았다. 책을 빌려주는 세책점(貰冊店)은 조선
후기에 성행했다.

1883년에 개화파인 김옥균과 박영효가 일본에서 근대식 활판인쇄
술을 도입했다. 최초의 민영출판사는 1884년에 세워진 광인사(廣印
社)이다. 광인사 이후에 1905년까지 출판물을 발행한 곳은 탑인사(塔
印社), 광문사(廣文社), 박문사(博文社) 등이다. 우리나라 최초의 근대
서점은 1896년에 김기현(金基鉉)이 설립한 대동서시(大東書市)이다.

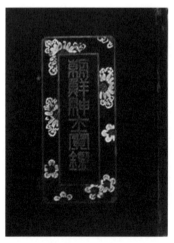

『조선신사보감』

김용준

다나카 세이고(田中正剛)가 편찬
한 『조선신사보감』에 의하면, 김
용준(金容俊)은 1883년 9월 10일
생이다. 본관은 광산이다. 어려서
한문을 배웠다. 종교는 유교이다.

보급서관(普及書館)은 1908년부
터 김용준이 대한서림(大韓書林)
을 인수하여 시작한 출판서적상

〈수세보원 壽世保元〉 들춰보기

이다. 근대 초기 서적과 출판 인쇄의 형태는, 출판과 인쇄를 겸하는 경우와 출판과 서적상을 겸하는 경우가 있었다. 전자는 인쇄로 출발했으나 인쇄와 도서를 출판하고 판매까지 하는 경우로 개화 계몽과 교육에 필요한 서적 중심이었고, 후자는 처음에는 판매만 전담하다가 점차 도서를 발행하는 경우로서, 출판과 유통이 동시에 이루어진 형태인데 대중계몽서와 소설 등 상업적인 요소가 많았다. 후자를 '출판서적상'이라고 한다.

대한서림은 1908년에 이해조의 『구마검(驅魔劍)』 초판을 발행한 출판사로 잘 알려진 출판사이다. 구마검은 1908년 4월 25일부터 7월 23일까지 제국신문에 연재되었고, 대한서림에서 출간했다. 김용준은 1910년 9월 2일에 '한성 북부 소안동 16통 8호'에 보급서관을 개업하여 1914년까지 본격적인 출판활동을 하였다. 『한성신문(漢城新聞)』 1910년 8월 30일자에 보급서관 개업 광고가 실렸고 이 광고는 9월 11일까지 이어졌다.

보급서관은 소설책 전문 출판사로 활약하다가 1914년 5월을 끝으로 출판활동은 종료되었다. 약 26종을 출판하였는데 대표적으로 이해조의 신소설 『화의 혈』, 『월하가인』, 『옥중화』, 『누구의 죄』 등이 있다. 이후에 김용준은 자신이 소유한 발행권을 가지고 다른 출판사를 통해서 책을 출판하기도 했다.

일제 강점기에 한국의 저작권은 당시 일본 저작권법의 법적인 보호를 받지 못하는 상태였다. 한국에서 저작권법은 일본의 저작권법으로 시행했기 때문에 법규는 존재하였지만 한국어 저작권을 등록할 수 없어 사실상 유명무실한 상태였다. 그래서 민간 차원에서 저작권의 매매가 방조되고 관행이 되었다. 출판사 발행인은 종종 '저작 겸 발행자'로 이름을 올렸는데, 이때 저작 겸 발행자란 작품의 원저작자를 지칭하는 것이 아니고 저작권을 소유하고 있는 자를 지칭한 것이다.

특기할 점은 김용준이 당시의 출판대세였던 신소설 뿐 아니라 〈수세보원〉을 발간했다는 사실이다. 김용준은 1913년과 1914년에는 보급서관 이름으로, 1921년에는 박문서관(博文書館) 명의로 경성(京城)에서 〈수세보원〉을 발간했다. 이것이 각각 『동의수세보원』의 3판, 4판, 5판이다. 특히 4판에는 한교연(韓敎淵)의 서문이 들어가 있다. 5판은 김용준이 발행권을 가지고 박문서관에서 재간행한 것이다.

보급서관

그동안 한의학계(그리고 사상의학계)에서는 김용준과 보급서관에 대해서 관심이 부족했다. 이와 관련한 연구나 저술은 거의 없다. 국립중앙도서관에서 정리한 '근대초기 출판사에 관한 자료'에서도 보급서관이 〈수세보원〉을 발행한 것은 다루지 않고 있다. 아마도 근대초기의 출판사나 출판업자에 대한 정보를 찾기가 어려웠던 이유도 있을 것이다.

보급서관과 관련한 기사를 검색해 보았다.

『한성신문』 1910년 8월 30일자에 보급서관 개업 광고가 있다. 이광고는 9월 11일까지 한 단짜리 광고로 쭉 이어졌다.

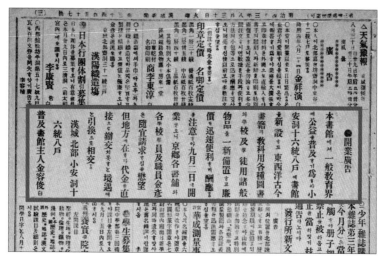

1910년 8월 30일 『한성신문』 보급서관 개업광고

"본 서관에서 일반 교육계에 공익을 보급하기 위하여 소안동 16통 8
호에 서관을 신설하고 동서양 고금 서적과 교과용 각종 도서와 학교 급
학도용 제반 물품을 일신 비치하고 염가로 신속 편리하게 수응함을 주
의하여 9월 2일에 개업하오니 경향 각 서포와 각 학교 학원 급 직원 첨
언은 수의 청구하심을 무망. 단 지방에 재하여 대금을 직접으로 판교치
못하는 경우에는 인환으로 상교함. 한성 북부 소안동 16통 8호 보급서
관 주인 김용준 백"

『매일신보(每日申報)』 1911년 1월 18일과 11월 19일자에 보급서
관의 광고가 있고, 11월 20일자에는 서적종람소(書籍縱覽所)를 설립
했다는 기사가 있다.

[2] 수세보원 壽世保元

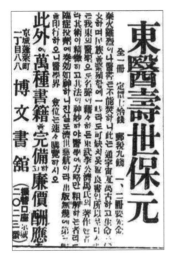
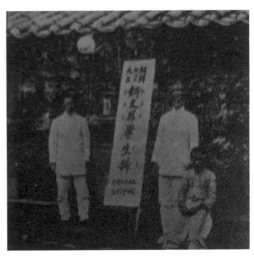

1921년 10월 26일『동아일보』   1913년 보급서관
박문서관 광고

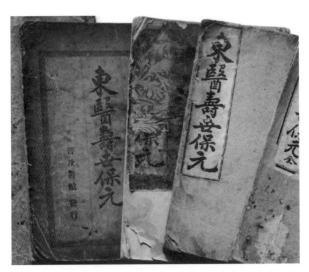

〈수세보원〉 3판, 4판, 5판『사상체질의학회 40년사』

〈수세보원 壽世保元〉 들춰보기

"북부 소안동 보급서관 주인 김용준 씨는, 일반 학생의 독서력을 증진케 하기 위하여 서책 300여 종을 수집하여 그 보급서관 내에 학생서적종람소를 설립하고, 매일 오후 3시부터 9시까지 무료로 종람케 한다더라."

서적종람소는 서포(書鋪)가 운영하던 사설도서관이다. 1912년 12월 6일에는 상점평판기가 실리는데 다분히 광고적인 성격을 띤 기사이다. 남석순은 『근대소설의 형성과 출판의 수용미학』에서 "근대서점을 통한 판매 이외에 소설의 유통경로는 서적의 유료대여, 서적종람소, 우편판매 등이다. 유료대여는 세책제도의 잔영이다."고 썼다.

1921년 10월 26일에는 『동아일보』에 박문서관의 광고로 『동의수세보원』을 소개하고 있다. 이 당시에 신문 광고의 많은 부분을 출판사 광고가 차지하고 있었다.

근대 초기 출판사의 사진을, 2008년에 남석순 교수가 국립중앙도서관에 소장된 『신문계(新文界)』에 수록되어 있던 것을 찾아냈다. 『신문계』는 월간 잡지로 지식인을 대상으로 1913년 4월부터 1917년 3월까지 총 48호가 발행된 친일잡지이다. 이 잡지에서 유명 출판서적상을 소개하면서 사진을 실었는데, 그 사진들 앞에 동일한 입간판이 등장한다. '신문계학생사(新文界學生肆)'이다. 월간 『신문계』의 지정판매처라는 뜻이다.

〈수세보원〉과 김용준

김용준은 왜 〈수세보원〉을 펴냈던 것일까. 단순하게 짐작해 보자. 시중에 수요가 있으니 판매가 보장된다. 그리고 저작료를 지불하지 않아도 된다. 그리고 1901년에 초판이 그리고 1911년에 발간된 재판이 있었으니, 새로 판을 짜는 일도 그리 어렵지는 않았을 것이다.

하지만 이것만으로는 부족하다. 김용준이 한교연을 찾아와서 서문을 부탁했다면, 김용준에게 〈수세보원〉을 출판하도록 권고한 사람이 한교연일 수도 있겠다는 생각이 든다. 한교연은 서문에 이렇게 썼다.

> "그 중 중판을 내었고 이 책을 항상 옆에 놓고 읽는 사람들이 갈수록 많아지니, 이 책이 장차 온 세계에 널리 보급되리라는 것쯤은 굳이 혜안을 가진 사람이 아니라도 알 수 있는 일이었다(間復重板 而永讀者益衆 則是書之將普及于環球 不俟智者 而可測)."

이렇게 설득하면서 권고했을 것이다. 그런 다음에 김용준은 3판을 내고 4판을 꾸미고 나서, 문득 무엇인가 부족한 기분이 들어서 급히 한교연을 찾아갔던 것이다.

> "보급서관의 김용준 사장이 ~ 이미 책을 다 꾸며 놓은 후에 나를 찾아와서는 내가 일찍이 선생의 문하에서 가르침을 받으면서 자라났으므로 내가 검정을 하고 서문을 써야 한다고 말하였다."

책의 출판과 직접 관계된 사람이 아닌 사람이 쓴 서문이란 보통 부풀려지고 윤색되기 마련이다. 한교연은 서문을 쓴 일이 "분수에 넘치는 행동"이라고 했지만, 그래도 그의 글을 통해서 행간에 숨겨졌던 일을 조금이나마 유추해볼 수 있었다.

한용수(韓用遂)는 한용근(韓用近)과 4촌이다. 한용근과 한용선(韓龍選)은 형제이다. 한준현(韓駿鉉)은 한용수의 아들이다. 한교연은 1868(戊辰年)년생으로 한준현(1837~1919)의 아들이다. 한준현은 한용근의 아들인 한구현(韓龜鉉), 한상현(韓象鉉) 형제와는 6촌 사이이다. 한구현의 아들은 한직연이고, 한상현의 아들은 한창연(韓昌淵)이니 두 사람은 4촌이다. 한직연과 한창연은 〈수세보원〉 초판을 발간한 율동계 문인이다. 그러니 한교연으로 보면 한직연, 한창연은 8촌이 된다. 한준현은 본디 한용근과 형제인 한용선의 아들이므로, 한교연과 한직연, 한창연 사이의 실제적인 혈연은 6寸인 셈이다.

한직연의 아들로 한병무와 한병도가 있는데 한병무는 1936년 12월에 북경에서 〈수세보원〉 6판을 발행했고, 한병도는 한설야(韓雪野)란 필명을 쓴 작가다.

석하(石下) 한병무(韓秉武)

한병무는 1893년생이고 그의 동생 한병도(韓秉道 1900~1976)는 일곱 살 아래다. 한병도는 한설야란 필명으로 작품을 발표했던 카프 (KAPF 조선 프롤레타리아 예술가동맹) 계열 작가이다. 해방 이후 고향인 함흥에서 북조선임시인민위원회 함경도 대표를 지냈고, 북조선인민위원회 교육부장, 최고인민회의 대의원도 역임하는 등 북한을 대표하는 문인으로 정치적인 성공을 누렸다. 한설야의 자전적 장편소설인 「탑」에는 동무 이제마가 '최문환의 난'과 관련하여 중요하게 등장한다.

한설야는 1938년 『조광』 10월호에 실은 「고난기」에서 1919년에 가형을 따라 북경에 갔다고 썼다. 한설야는 이후에도 북경과 만주를 자주 왕래하였다. 한병무, 한병도 형제의 부친은 한직연(韓稷淵 1864~1926)이다. 한직연은 『동의수세보원』 초판에 율동계 문인(門

人)으로 이름을 올린 일곱 명 중 한 사람이다.

한병무는 1936년 12월 25일에 북경의 사상변증의학연구사(四象辨證醫學研究社)에서 〈수세보원〉을 발행한다. 이것은 〈수세보원〉으로서는 6판이다. 이것을 이경성(李璟城) 원장이 한국한의학연구원을 통해서 중국국가도서관(中國國家圖書館 National Library of China NLC)에 소장되어 있다는 정보를 확인한 바 있으나, 아직 학계에서 실물을 확인하지는 못한 상태이다.

나는 이경성 원장으로부터 한설야에 관한 파일 몇 개를 받았다. 이경성 원장은 그 자료를 통해서 '한병도의 아버지가 광산사업과 개간사업을 했을 거란 추정'과 '한병무가 동생을 중국으로 데리고 갔고 동생에게 중국어를 가르쳐 주었다'는 것, 그리고 '한병무가 1926년에 부친이 별세한 후에 식솔들을 데리고 만주로 이주했다'는 정보를 얻었던 것 같다.

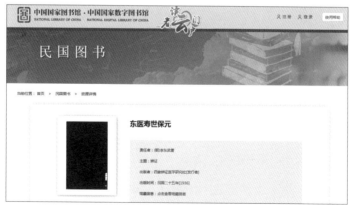

중국국가도서관 소장 정보

여기까지가 한병무에 대해서 알려진 전부였다.

탐색

나는 먼저 국사편찬위원회의 한국사데이터베이스를 검색했다. 함경도 정평에서 1922년에 정평문예청년회를 조직하고 회장으로 활동한 한병무가 검색되었다. 하지만 이 사람은 아니라고 판단했다.

대한민국임시정부 자료에 흥미로운 인물이 있었다. 한노당(韓魯堂)이다. 홍순용 선생은 1964년에『대한한의학회보(大韓漢醫學會報)』12호에 쓴「동무 이제마전」에서, 북경에서 6판을 발행한 한병무의 호를 노당이라고 하였다. 임정이 어떤 곳이던가. 늘 감시의 눈길을 받던 곳이다. 본명을 숨기기 위해 호를 붙여서 썼을 것이라고 짐작해 볼 수 있다. 그의 이름은 중경시(重慶市)에 거주하던 한인 명단에도 있는데 1945년에 53세라고 되어 있다. 한병무가 1893년생이니 나이가 맞다. 그리고 더 주목되는 것은 '공의(公醫)'라는 직책이다. 의사인 것이다.

"8) 大韓民國二十六年度 內務部工作槪況 報告書

三. 二十七年一月十一日에 李斗山은 次長 韓魯堂은 公醫 兼 秘書로 任命하엿음"

한설야는 주로 소설을 쓴 작가이다. 그리고 신문에 기행문이나 기사도 썼다. 나는 그가 자신이 쓴 글에서 형에 관해 직접 언급한 것이 분명히 있을 거란 생각이 들었다. 그래서 RISS를 뒤져서 '한설야 연구 논문'을 검색했고, 연구자들의 신상정보와 이메일을 찾았다. 2020년 12월 23일에 우선 열 곳으로 이메일을 띄웠다.

다 때가 있다

그러다가 진해에 있는 박병희 원장이, '중국국가도서관에 회원가입을 하면 그곳에 소장된 〈수세보원〉의 내용을 열람할 수 있는 것 같다'고 알려왔다. 회원가입 절차가 휴대전화로 간단하게 인증하는 방식이라는 것인데, 중국 번호라야 될 것 같다는 것이다. 그래서 2013년에 「의료인을 위한 체질학교」로 인연을 맺은 beibei(徐蓓蓓) 원장이 생각났다. 카카오톡으로 소장정보 링크를 알려주고 만약에 회원가입이 되어 책 내용을 열람할 수 있으면, '겉표지, 속표지, 서문(있다면), 목록(있다면), 성명론 첫 페이지, 사상인변증론 마지막 페이지, 간기면 이렇게 확인해주면 좋겠다'고 남겼다.

퇴근길에 구룡터널 앞 사거리에서 멈추었을 때, 톡을 확인했다. beibei 원장에게서 그림 파일 여덟 개가 도착해 있었다.

세상 일이 다 때가 있다. 근래에는 자주 그런 생각이 들지만 새삼 그걸 실감했다.

간기면을 먼저 보고 놀랐다. 이 책은 비매품이다. 나는 요 며칠 한병무를 생각하면서 그가 스스로 큰 짐을 졌고 사명감으로 충만했을 것이라고 짐작했었다. 사실 동무 공의 직계 후손들은 변변치 않다. 동무 공이 작고한 후에 그들이 한 역할은 미미했다. 한병무가 품었

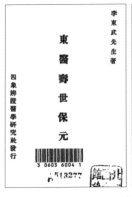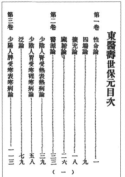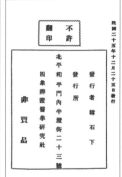

6판 속표지 / 목차 / 간기면

던 그런 안타까움과 사명감이 멀리 북경에서 이 책을 펴내도록 만들었다고 추측한다.

　이 책에는 목차가 있다. 〈수세보원〉 판본으로는 처음이다. 속표지 앞 쪽에, 제목은 따로 붙이지 않은 한병무의 글이 있다. 서문이라고 하지 않았으니 발행기 같은 것이다. 글의 말미에 '후학 한석하(韓石下)'라고 남겼다. 그는 이 글에서 자신을 재전제자(再傳弟子)라고 표현했다. 부친이 동무 공의 문하였으니 그렇다. 자신은 부친에게서 배웠다는 뜻이다. 한석하를 보고 그동안 가졌던 한 가지 의문이 풀렸다. 한두정 선생이 7판에서 역대 판본을 소개하면서 6판 부분에 '한병무 밑에 작은 글씨로 석하'라고 넣어두었던 것 말이다. 이것이 무엇인지 몰라서 사상학계에서는 '한병무 등'이라고 해석해 왔다. '한병무 혼자 말고 다른 누군가와 같이'로 해석해버렸던 것이다.

　한두정 선생은 한석하가 펴낸 6판을 분명히 받아서 보았고, 한석하가 바로 한병무라고 친절하고도 간명하게 적어두었던 것인데 말이다.

후학 한석하

한설야의 글에서 형에 대한 언급을 더 찾지는 못했지만, 뜻밖에도 한병무가 6판 〈수세보원〉 안에 남긴 글을 만날 수 있었다. 그는 책을 내던 1936년 무렵에 북경이거나 아니면 중국의 다른 지역에서 한의(漢醫)로 활동했던 것 같다. 그리고 한석하 말고 한노당이라는 별칭으로 대한민국임시정부 내에서 공의로 활동했다고 추리해 볼 수도 있다.

아래에 그가 남긴 글을 번역해서 옮기면서 글을 마무리할까 한다. 어쩌면 한석하란 분이 잘 이해되기도 하면서 더욱 궁금해진다.

不爲良相 便作良醫 以其有濟世活人之功也

然醫道甚深微妙 非淺者所能知

必也 澈通天地生物之理 明乎金石草木生化之性

尤以洞悉人生先天之本性 後天之盈虛及近時處境 夫然後可以應症投劑

李東武先生天資過人 博通諸家學說 探討人生宇宙之淵源 研究陰陽生化之至理

發明人體具有四象之徵

四象者 太陽少陽太陰少陰也 此四象 乃人生固定之性根

[2] 수세보원 壽世保元

性情之剛柔 體質之寒煖 思想之粗細 意志之强弱 各有分別

四象旣有不同 則其患病之源 亦異 而投劑治療之法 自有莫大之分別矣

四象不明 有如寒熱不分 驟下藥劑 病者必殆

故四象辨證之法 有補於漢醫者 實深且大也

近年漢醫多所發明 以故政府設院研究 名醫大儒從事漢醫者 大有人在 定卜將來必有特殊之進步

惟此四象辨證之法 尙未普遍間世

敝人不敏 繼承家敎 乃李先生再傳弟子

深知此法大有補於漢醫 特將是書印刷若干 敬贈海內賢達 及同道名流以備參考

倘於卷外有所發明 或賜序文 尤爲盼禱者也 此致

後學韓石下

홀륭한 재상이 되지 못할 바에는 좋은 의사가 되어야 한다는 것은 세상을 구제하고 사람을 살리는 공이 있기 때문이다. 그런데 의도는 매우 깊고 미묘하여 천박한 자는 능히 알지를 못한다. 반드시 천지 생물의 이치에 통하고, 금석과 초목이 생화하는 성질에 밝아야 한다. 더욱이 인생 선천의 본성, 후천의 허실과 때와 장소에 따른 대처를 다 꿰뚫은 연후에야 모름지기 증상에 대응하여 약을 투여할 수 있다.

동무 선생은 하늘이 낸 자질을 타고 난 뛰어난 인물이었다. 제가의 학설에 두루 통달했고, 인생과 우주의 연원을 탐구하고, 음양이 생화하는 지극한 이치를 연구하여, 인체에 사상의 표징이 구비되어 있다는 것을 발명했다. 사상이란 태양과 소양, 태음과 소음이다. 이 사상은 인생에 고정된 성질의 뿌리이다. 성정의 강유, 체질의 한난, 사상의 조세, 의지의 강약으로 각각 분별이 있다.

사상으로 이미 다름이 있으므로, 즉 병환의 근원 역시 다르다. 그러니 약을 투여하고 치료하는 방법도 본디 크나큰 분별이 있다. 사상이 명확하지 않고 만약에 한열도 분별하지 않고 서둘러 약제를 투여하면 병자는 반드시 위태로워질 것이다. 그러므로 사상으로 변증하는 방법은 한의에게 보탬이 되는 것이 진실로 깊고 또 크다.

근년에 한의에서 많은 발명이 있었다. 이런 고로 정부에서도 연구하는 기관을 설치하여 명의와 뛰어난 유학자들이 한의에 종사하는 사람들이 많아졌다. 그러니 장래에 특수한 진보가 반드시 있으리라고 예측할 수 있다. 생각하건대 이 사상변증의 방법은 아직은 세상에서 보편적이지는 않다.

나는 영민하지 못한데, 집안의 가르침을 이어받아 동무 선생의 재전 제자가 되었다. 이 법이 한의에게 크게 보탬이 된다는 것을 깊이 알고 있으므로, 특별히 장차 이 책을 약간 인쇄하여 나라 안의 현명한 분들과 동도 명사들이 비치하여 참고가 되도록 존경의 마음을 담아 드리려고 한다. 만약에 이 책의 밖에서 발명하는 바가 있다면 서문을 주시기를 더욱 기도하는 바이다. 이에 보낸다.

동무 공의 후학 한석하

한두정(韓斗正)의 플랜

한두정

그동안 학계에 한두정 선생과 관련하여 알려진 신상 정보는 많지 않았다. 기본적으로 생몰이 밝혀지지 않았었다. 요 근래에 국사편찬위원회의 한국사데이터베이스에서 근현대인물자료로 한두정 선생이 검색되었다. 이 자료에 선생의 생년월일이 나왔다. 자료의 출처는 『조선신사보감』이다. 이 책은 경술국치 후, 1912년(大正 元年) 11월에 일본인인 다나카 세이고가, 조선총독부의 허가를 받아서 조선 내 명사들의 명단을 정리하여 편찬한 일본어판 명부인데, 구한말 유명인사 수천 명의 약력이 실려 있다.

여기에 한두정 선생에 대한 내용이 있다는 것이다. 선생은 1880년(庚辰年) 11월 18일에 태어났다. 청주한씨(淸州韓氏) 예빈윤공파(禮賓尹公派) 안천부원군(安川府院君) 한경(韓卿)의 17세손으로, 조부는 한

상기(韓尚祺) 부친은 한도효(韓道孝)이다. 주소는 함경남도 함흥군 천서면(川西面) 운동리 4의 8이다. 어려서 한문을 배웠고, 풍흥학교(豐興學校)를 졸업했다. 풍흥학교는 근대 교육기관으로, 1897년에 함흥향교 내에 사립학교가 설립되어 이곳에 모인 학생을 외상생(外庠生)이라 부르다가, 1905년에 사립풍흥학교라 하였다. 1909년에 사립일신학교와 병합되었으며,

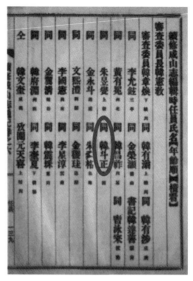

『속수함산지통기』 심사위원 한두정

1918년부터 함흥고등보통학교라 하여 남자중학교의 효시가 되었고, 뒤에 함남중학교로 개칭되었다. 함흥향교의 문묘(文廟) 교감(校監)을 5년간 역임했고 한문교사(漢文敎師)이다.

1938년(昭和 13년) 자료는 홍익한의원의 이경성 원장이 찾았다. 『함산지통기(咸山志通紀)』는 17세기에 성립한 사찬읍지(私撰邑誌)인데, 함흥부향교유림회(咸興府鄕校儒林會)에서 『속수함산지통기(續修咸山志通紀)』를 편찬하여 1938년 12월 18일에 발행하였다. 이 책의 뒤에 편집임원들이 나열되어 있는데 한두정 선생의 이름이 있다. 여기에도 이름 밑에 천서(川西)라고 적혀 있다.

[2] 수세보원 壽世保元

동무 공과 한두정

앞선 세대가 남긴 말이나 글은 검증이 필요하다. 그런데 일제강점기와 한국전쟁 같은 격랑의 시대를 지나온 분들의 자료를 대하는 학계의 태도는 좀 엉성했다.

박석언(朴奭彦 1914.~1988. 10.)은 1971년에 『한의학』 제35호에 실은 「동무 공의 일화」에 아래와 같이 썼다.

"한두정 선생은 동무 공 문하에서 사상의학을 수련한 분으로, 어려서 천자문을 배울 때부터 사랑을 받아왔으며, '너는 장차 커서 의원이 되지 말고 문학방면으로 나가서 사회에 공헌하는 것이 좋을 것'이라는 말씀을 들어온 한 선생은 이를 늘 심중에 새겨두고 있었으며, 후에 사상의학에 조예가 깊으면서 평생에 의원 행세를 하지 않은 분이다."

한두정 선생은 1880년생이다. 동무 공은 1895년에 함흥으로 돌아온다. 40세(1876년) 이후에 한성에서 무관으로, 그리고 1887년 2월부터 1889년 7월까지는 진해현감을 거쳐, 종묘 근처에 있던 이원긍의 집에서, 1893년 7월 13일부터 1894년 4월 13일까지 〈수세보원〉을 집필했다. 한두정 선생은 동무 공이 1895년 2월에 함흥으로 하향하기 전에는 직접 만날 기회가 없었다는 뜻이다.

동무 공은 1876년 4월에 무관으로 출사한 후 휴직기간이 두 번 있었다. 모친 별세로 인해서 1876년 6월 29일부터 1878년 8월 12일까지 약 22개월간이었고, 선영을 이장하는 사유로 1879년 8월 6일부터 1880년 11월 14일까지 약 15개월간이다. 두 번 모두 한두정 선생이 태어나기 이전이다.

선생이 1895년 이후에 동무 공을 만났다면 천자문을 배울 시기는 아닌 것이다. 박석언은 이어서 한두정 선생이 노루간을 먹었던 일화를 소개하면서, 선생이 소양인이라고 하였으나 이 부분 역시 검증이 필요하다고 나는 생각한다.

한두정 선생은 '동무 공의 사상과 철학을 평생 익혔으나 의원으로서 적극적인 임상 활동을 하지는 않았다'는 부분을 기억해두자.

한두정과 박석언

10년이면 강산도 변한다. 박석언과 이종사촌 사이인 최세조(崔世祚)는 1985년 10월 15일에 박석언이 발간한 『동무 격치고』 서문에서, 박석언이 '함흥 향교의 간부이며 유학의 태두였던 한두정에게 10여 년 사사하였다'고 썼다. 집에 모셔다가 배웠다는데, 박석언의 아들인 박영성(朴英聖)도 이경성과 인터뷰에서, 자신이 네 살쯤이던 시절의 기억에 '한복 입은 할아버지가 집에 계셨다'고 했다. 그러면서 박영성은, 부친이 배우던 때가 1943년이나 1944년 무렵이라고 했다.

박석언은 1946년에 월남했다. 박영성은 또 '부친이 월남하기 전에 함흥에서 양의도 하고 한의도 했다'고 말했다. 집에 의료시술기구가 있었다는 것이다. 박석언이 월남 전에 의학계통의 정규교육을 받았거나 관련한 자격을 얻었다는 기록은 없으니, 혼자서 의료활동을 한 것이다.

박석언은 임상가도 아니었던 한두정 선생에게 10여 년간 무엇을 배웠던 것일까. 나는 이것이 무척 궁금하다.

한두정의 플랜

1939년부터 이루어진 한두정 선생의 활약상은 출판기록으로 남아 있다. 1940년이 선생의 회갑년인 경진년이다. 연속적인 출판 사업이란 어떤 한 사람의 작심만으로 이루어질 수는 없다. 그런데 군센 실천 의지와 치밀함 그리고 성심(誠心)을 가진 한 사람이 없다면 성취해낼 수도 없는 것이다. 사상의학의 역사 속에서 한두정의 이름이 빛나는 것은 선생이 그런 인물이었기 때문이다.

한두정 선생의 기획 아래 선생이 편집을 하고 한민선(韓敏善)이 교열(校閱)을 맡아서, 1940년 1월 26일에 『명선록(明善錄)』을, 1940년 7월 21일에는 『격치고(格致藁)』를, 1941년 4월 10일에는 『상교현토 동의수세보원(詳校懸吐 東醫壽世保元)』을 차례로 발간했다.

『명선록』은 1939년 5월 6일부터 6월 17일까지 등본(謄本)을 하고, 1939년 8월 30일부터 1940년 1월 17일까지 인쇄하였다. 『격치고』는 1940년 3월 18일부터 7월 5일까지 인쇄하였다. 『상교현토 동의수세보원』은 1940년 8월 3일에 출판 허가를 받아, 1940년 12월 1일부터 1941년 1월 16일까지 인쇄하고, 1940년 2월에 발행할 계획이었던 듯하나, 판권지에는 1941년 2월 10일 인쇄 4월 10일 발행으로 되어 있다. 이런 내용을 한두정 선생은 『상교현토 동의수세보원』의 맨 뒷장에 기록해 두었다. 선생의 치밀하고 철저한 태도를 엿볼 수 있다.

〈수세보원 壽世保元〉 들춰보기

『상교현토 동의수세보원』의 맨 뒷장에는 의미심장한 문구가 있다. 동무 공을 간단히 소개하면서 끝에 '운암연원(芸菴淵源)'이라고 넣은 것이다. 선생은 동무 철학의 바탕을 운암 한석지(韓錫地)로 본 것이다. 그래서 『명선록』을 처음으로 그리고 『격치고』로, 그런 후에 동무 철학의 완성이라고 판단한 『수세보원』으로 이어지는 출판 플랜을 짰던 것이다.

물론 『동의수세보원』이 이미 초판부터 6판본까지 출간된 이력이 있으므로 출판의 필요에서 순위가 밀린 까닭도 있을 것이나, 7판본인 『상교현토 동의수세보원』에 쏟은 한두정 선생의 공과 정성을 생각하면 『수세보원』에서 정점을 찍으려는 생각이 있었다고 짐작한다.

갑오본과 한민갑

이경성은 2000년에 홍순용(洪淳用) 선생의 아들인 홍은표(洪恩杓 1932~) 장군을 통해서 이진윤(李鎭胤 1894.~1961.)선생의 아들인 이성수(李聖洙 1926~)를 찾았고, 2000년 9월에 전쟁기념관 관장실에서 이성수는 집안에 있던 〈함산사촌 동의수세보원 갑오구본(咸山沙村 東醫壽世保元 甲午舊本)〉을 공개했다. 이것은 1940년 7월 2일에 사촌에 있던 이진윤의 집에서 한민갑(韓敏甲 1899.1.12.~1950.1.24.)이 초록한 것으로, 속표지에는 〈동의수세보원 갑오본〉이라고 제목이 붙어 있다.(東醫壽世保元甲午本終 歲庚辰七月二日韓敏甲筆)

그리고 이경성은 2003년 10월에 여의도에 있는 국회도서관에서 〈동의수세보원 구본(東醫壽世保元 舊本)〉을 또 찾아냈다. 이 자료에는

1940년 12월 1일에 대전부 석남촌에서 등서하였다고 기록되어 있다.(時庚辰臘月朔膽書于大田府石南村) 이경성은 두 필사본은 구성이나 내용 면에서 대부분 동일하고 필체도 비슷해서 필사자가 같은 사람이라는 의견을 내었다.(〈사촌본〉은 급하게 쓰고, 〈석남촌본〉은 상대적으로 여유 있게 쓴 것이다.) 그러니까 한민갑은 1940년 7월에 함흥에서 필사한 것을 12월에는 대전에서 정서했다는 것이다. 정평(定平) 사람 한민갑은 왜 대전에 갔던 것일까.

한경석(韓炅錫)은 2001년에 『사상체질의학회지』에 발표한 「동의수세보원 갑오본의 서지학적 연구」에서, 청주한씨 족보를 조사해서 강원도 원주에 사는 한민갑의 아들 한치문(韓治文 1929~)을 찾아냈고 그를 인터뷰했다고 하였다. 그래서 한민갑에 대한 정보가 알려지게 되었다.

한민갑은 1899년 1월 12일에 함경도 정평에서 태어났다. 자(字)는 광명(光明) 호는 운남(芸南)이다. 아버지는 한용섭(韓用燮)이다. 1946년에 월남하여 대전 계룡산 근처에 정착하여, 학생들에게 글을 가르치고 익문사에서 활판의 글을 썼다. 1950년 1월 24일에 대전에서 병환으로 별세했다. 슬하에 치훈(治勳 1919~)과 치문 2남을 두었다. 묘소는 양평군 양동면 금왕리 산 149번지이다. 성격이 매우 꼼꼼하고 차분하였고 화를 별로 내지 않았다. 서재에 책이 많았고 의학서적도 있었다. 평생 술을 마시지 않았다.

한민갑이 갑오본을 초록한 목적은 무엇일까. 그동안 학계의 연구에서는 '이진윤이 한민갑에게 시켜서 동무의 두루마리 글과 동의수세보원 활자본을 비교하여 초록한 것'이라는 이성수의 증언만을 다루었을 뿐 초록의 목적에 집중하지는 않았다. 〈동의수세보원 갑오본〉 본문의 첫 장 하단에 이진윤의 인장과 장서인이 찍혀 있다. 즉 초록이 완료된 후에 찍은 것이다. 하지만 소장과 필사의 기획을 동일하게 판단할 수는 없다. 이진윤을 '필사의 주도자가 아니라 단순한 소장자'로만 보아야 한다는 것이 나의 생각이다.

한두정의 간찰

이경성은 코베이옥션을 통해서 한두정 선생이 썼던 간찰(簡札)을 구했다. 1946년 11월과 12월에, 홍원군(洪原郡) 삼호면(三湖面) 풍동리(豊東里) 한직원(韓直員 研雲)에게 보낸 것이다. 광복 후에 북쪽에서도 주소체계가 변경되었다. 한두정 선생의 주소는 함경남도 함흥시 해방리 2구 46번지이다. 해방리 2구는 일제강점기 때는 소화정(昭和町)과 사포리(沙浦里)였다.

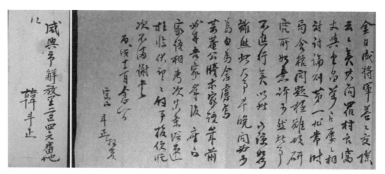

한두정 간찰

동의수세보원 갑오본

한두정의 출판 사업

예나 지금이나 책을 만드는 일은 원고를 쓰는 사람뿐만 아니라 여러 사람들의 정성이 필요하고 특히 많은 자금이 필요하다. 일제강점기에는 사정이 더 나빴다. 1909년 2월 23일에 공포한 「출판법」에 의해서 한국인의 출판 활동은 크게 억제를 받았다. 원고가 우선 이 출판법의 벽을 통과해야만 했다. 그런 후에는 자금을 댈 사람, 원고를 편집하고 교열하는 사람, 종이를 공급하는 사람, 인쇄하는 사람, 완성된 책을 운반할 사람, 판매와 배포를 책임진 사람, 중간중간에 허드렛일을 할 사람 이 모든 사람들의 정성이 모여야 한다.

만약에 한 번이 아니고 연속적인 출판 사업이라면 이런 작업 진행 과정을 기획하고 점검하고 감독할 사람이 또 있어야 한다. 그는 이 출판 사업과 관련된 모든 사람의 인정과 지지를 얻은 사람이어

〈수세보원 壽世保元〉 들춰보기

야만 했을 것이다.

한두정 선생이 1930년대 중후반에 함흥에서 주변으로부터 그렇게 인정을 받고 그런 지지를 획득했다고 본다. 선생은 굳센 실천 의지와 치밀함 그리고 성심을 가진 사람이었다. 그의 기획 아래 1940년 1월 26일에『명선록』을, 1940년 7월 21일에는『격치고』를, 1941년 4월 10일에는『상교현토 동의수세보원』이 차례로 발간되었다. 이태규는 〈함산사촌 갑오구본〉과『상교현토 동의수세보원』을 비교한 논문에서, "사상의학을 새롭게 정리하려는 이 당시 함흥의 분위기"라고 썼지만, 나는 그렇게 보지 않는다. 이것은 순전히 한두정이라는 걸출한 1인의 계획이었다고 생각한다.

『명선록』이 맨 처음 나온 것은 뚜렷한 이유가 있다. 동무 철학의 바탕을 운암 한석지로 본 것이다. 한두정 선생은『상교현토 동의수세보원』 뒷장에 동무 공을 간단히 소개하면서 끝에 '운암연원(芸菴淵源)'이라고 넣었다. 그리고『격치고』로, 그런 후에 동무 철학의 완성이라고 판단한 〈수세보원〉으로 이어지는 출판 계획을 짰던 것이다. 그리고 출판을 하지는 않았는데, 한두정 선생은 〈동무유고〉를 필사하는 작업도 함께 진행했다고 짐작한다. 필사를 할 때 사용된 종이가『명선록』의 파지로, 그것의 이면지에 필사를 했다.

연이은 출판 사업을 혼자 다 챙기기는 버거운 일이다. 한민선은 선생 밑에서 계속 교열을 맡아서 보면서 한두정 선생을 도왔다.

추리

이것은 나 혼자서 하는 추리이다.

한두정 선생은 율동계 문인들과는 세대차이가 있다. 그리고 아마도 초판(신축판)이 맘에 들지 않았던 것 같다. 그래서 선생은 이전 판본들과는 다른 〈수세보원〉을 만들고 싶었다. 그렇다면 꼭 필요한 작업이 있다. 먼저 갑오구본과 경자신본의 내용을 확인해보아야 하는 것이다.

그래서 수소문을 했더니 함주군 천서면 운동리에, 동무 공의 큰아들인 용해의 자손(鎭顯 1891~ / 亨雨 1929~)이 두루마리 글을 보관하고 있다는 걸 들었다. 운동리는 한두정 선생의 원적지(咸州郡 川西面 雲洞里 379番地)이기도 하므로 그 동네에 대해서는 잘 알고 있었을 것이다. 그때에 한두정 선생은 함흥에 살고 있었다.(咸興府 昭和2町目 46番地)

동무 공의 손자인 이진현(李鎭顯)과 동무 공의 이복동생인 이섭증(李燮曾)의 손자인 이진윤(李鎭胤 1894~1961)은 6촌간이다. 그리고 이진현이 이진윤보다 세 살 위다. 이진윤의 가족은 동무 공의 본가인 사촌에 거주하고 있었다. 한두정 선생은 아마도 사촌 본가에 들러서 자신의 출판 계획을 설명했을 것이다. 그러면서 본가에 보관 중인 자료도 살폈을 것이다. 그러다가 이진윤을 만났을 가능성이 있다. 그래서 사촌 본가에 보관 중이던 재판본에 가필된 것도 확인할 수 있었다.

아무래도 이진현에게 부탁해야 하는 거라면 한두정 선생보다는 6

촌간인 이진윤이 하는 것이 더 용이한 일일 것이다. 그렇게 이진현에게서 두루마리 글을 빌렸고, 한두정 선생 밑에서 출판 사업의 실무를 맡아서 보던 한민갑이 나서서 초록을 하게 되었던 것이다.

갑오본 초록의 목적

한두정 선생이 이 초록 작업을 진행한 목적은 무엇일까. 두 번에 걸쳐 발굴된 초록본의 제목이 각각 〈동의수세보원(東醫壽世保元) 갑오본(甲午本)〉과 〈동의수세보원 구본〉인 것에 단서가 있다. 이 작업은 근본적으로 갑오구본에 대한 확인이었다. 그러면서 신본과 인본을 아울러 대조한 것이다.

그렇다면 이 일을 맡아서 할 사람은 〈수세보원〉 체계에 대한 안목이 있어야 한다.

한두정 선생은 사전에 한민갑과 함께 초록하는 방법에 대해서 의견을 나누었다. 먼저 목록을 만들고 조문수를 기록하고, 각 권의 조문수와 갑오구본과 경자신본의 총 조문수를 기록한다. (조문수가 존재하는 것은 〈수세보원〉 판본 중에 7판본이 유일하다.) 그리고 비고(備考)의 내용을 약속했다.

이 초록을 기초로 한두정 선생은 7판본을 어떤 내용으로 만들 것인지에 관한 편집체계를 결정했다. 그리고 책이 완성되고 나면 이 초록본의 중요성은 그리 크지 않게 된다. (한민갑은 석남촌 필사본을 보관하던 중에 이면지로 활용하기도 했다.) 왜냐하면 구본과 신본은 용해 씨의 집안에 여전히 남아있기 때문이다. 하지만 어떤 물건이 역

[2] 수세보원 壽世保元

사 속에서 갖게 되는 가치는 상황에 따라서 상대적이다. 용해 씨의 집안에서 간직하던 갑오구본과 경자신본은 아직까지 학계에 모습을 드러내지 않고 있다. 그래서 도리어 한민갑의 초록본이 주목을 받게 된 것이다.

이진윤은 이때에 〈수세보원〉에 대한 안목이 뛰어났다고 판단되지는 않는다. 이성수의 증언에 의하면, 자신의 부친은 나이 50살이 될 때까지 광산사업을 하느라 거의 객지로 떠돌았다고 했다. 그래도 이진윤이 자신의 집에서 무언가 중요한 일이 시행되고 있다는 정도를 알아채는 것은 어렵지 않았을 것이다. 그래서 나중에 이 초록본을 구해서 소장했을 것이다.

그동안 학계의 연구에서는 '이진윤이 한민갑에게 시켜서 동무의 두루마리 글과 동의수세보원 활자본을 비교하여 초록한 것'이라는 이성수의 증언만을 다루었을 뿐 초록의 목적에 집중하지는 않았다. 〈동의수세보원 갑오본〉 본문의 첫 장 하단에 이진윤의 인장과 장서인이 찍혀 있다. 즉 초록이 완료된 후에 찍은 것이다. 하지만 소장과 초록의 기획을 동일하게 판단할 수는 없다. 이진윤을 '초록의 주도자가 아니라 단순한 소장자'로만 보아야 한다는 것이 나의 생각이다.

이성수가 2000년 9월에 〈동의수세보원 갑오본〉을 공개하던 날, "의학에 대해서 문외한임에도 불구하고 이제마의 후손이라는 이유로 높은 의료경지에 올랐을런지 모른다는 시중의 곡해를 듣지 않기 위해 그동안 밝히지 않고 지내왔다."고 2000년 10월 9일자 『한의신문』에 실렸다. 이 말은 초록본을 공개하지 않은 이유라기보다는 '이

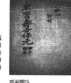

東醫壽世保元 舊本(甲午本) 발견돼

오는 18일 동무 이제마선생의 사후 100주기를 맞이하는 시점에서 그동안 어딘가에는 분명 존재할 것이라는 소문만 무성했던 『東醫壽世保元 舊本(甲午本)』이 발견돼 사상체질의학 연구는 물론 한의학 역사의 한 흐름기를 이어가는데 상당한 도움이 될 것으로 기대되고 있다.

『東醫壽世保元 舊本(甲午本)』이 발견되기까지는 사상체질의학회 조황성회장을 비롯 최병일전회장, 이경송 동무공 추모사업위원장 등이 이제마의 후손을 찾아 동무공의 행적과 그의 업적을 재조명해왔던 끈질긴 탐문과 노력 끝에 이뤄진 개가였다.

사상체질의학회 관계자들의 지속적인 탐문 결과 서울시 노원구 공릉동에 살고 있는 진주이씨 안원대군파 준원파보 종손의 자인 李慶洙옹(75세)을 만나게 됐고 李옹이 예상치 않게 『東醫壽世保元 舊本(甲午

本)』을 보관하고 있었던 것이 흠에서의 사상의학에 대한 일반인의 조예 등을 소상히 밝히 향후 사상의학의 맥은 물론 동무공의 행적에 대해 보다 정확히 파악할 수 있는 많은 단서를 제공했다.

특히 李옹은 해방 후 2년후인 1947년 3월 함경도에서 월남한 이후 6.25전쟁 와중에서의 1.4후퇴 등 숱한 역경을 거쳐오면서도 『東醫壽世保元 舊本(甲午本)』을 조금의 손상도 없이 고스란히 보관, 오늘날 빛을 보게 했다.

이와관련 李옹은 「의학에 대해서 문외한임에도 불구하고 이제마의 후손이라는 이유로 높은 의료경지에 올랐는지는 모른다는 시중의 곡해를 듣지 않기 위해 그동안 밝히지 않고 지내 왔다」고 밝혔다.

李옹은 이와함께 이제마선생의 출생지를 비롯 묘소, 영정에 나타나 있는 갓의 형태와, 함

咸興 歸鄕후 醫學的 思考 축적 추가
사상체질의학회 관계자 끈질긴 탐문 결과

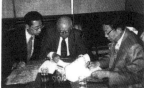

◇이경성위원장, 이성수옹, 최병일 전회장이 갑오본관에 대해 환담을 나누고 있다.

진레헌현감을 퇴임한 그 이듬해 한양에 올라와 풍소 知人이었던 병조판서를 역임한 金窈옹이 사망한 뒤에서 取堂 李源兆(1849~1935)의 남산 집에 거처를 정한 뒤 1893년 7월13일부터 1894년 4월13일까지 261일에 걸쳐 저술한 것」이라고 밝혔다.

이위원장은 또 「학술면의 관점에서의 갑오본 동의수세보원은 『影印版 东표本』으로서 본원에서 나온 卷之一의 성명론 사단론 장부론 확충본이 빠져 있지 않은 卷之一 내용만을 주로 담고 있는 것으로 확인됐다」고 덧붙였다.

이위원장은 또한 「이것은 그동안 卷之一의 내용이 사상의학의 임상적인 이론을 기술한 醫源論 부분에서 일부 해석이 잘 되지 않는 이유를 알 수 있게 해주는 것」이라고 강조했다.

이와 더불어 사상체질의학회 최병일전회장은 「유족대표와 함께 이제마공 숭모회를 설립, 이제마선생의 생애와 업적, 의학관을 재조명하는데 적극 나설 것」이라고 말했다. 〈하재규기자〉

2000년 10월 9일 『한의신문』 1001호

제마의 후손'임을 밝히지 않았던 이유로 보는 것이 타당할 것이다. 의학의 문외한임으로 이 자료의 가치를 제대로 알지는 못했을 것이다. 그리고 홍은표 장군을 통해서 사상체질의학회에서 자신을 찾는다는 소식을 듣고 선친이 물려준 자료가 있다는 것을 깨달았을 것이다. 그것은 이진윤이 새로 정리한 족보(璿源派乘)와 함께 그들이 이제마의 후손임을 알려주는 결정적인 증거요 보물이기는 하다.

보원계 한민선

한민갑에 대한 정보는 한경석(韓炅錫)이 2001년에 논문을 쓰면서 찾아냈고, 그의 아들인 한치문을 인터뷰했다. 한민갑은 돌림자가 갑자(甲字)이다.

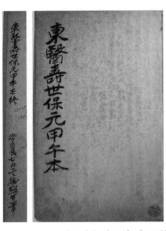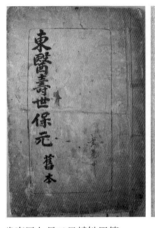

〈동의수세보원 갑오본〉 歲庚辰七月二日韓敏甲筆
〈동의수세보원 구본〉 歲庚辰臘月朔隨書于大田府石南村

　연이은 출판 사업에서 한두정 선생을 도와서 교열을 맡았던 한민선에 대해서는 학계에 알려진 바가 없었다. 청주한씨 예빈윤공파 족보를 확인할 수 있는 웹사이트에서 한민선을 검색했다. 무인생(戊寅生) 한수현(韓壽鉉)의 아들인 한민선이 나왔다. 기유생(己酉生)이니 7판본을 교열한 한민선이 이 사람이라면, 기유년을 1909년으로 해서 1940년에 32세였다. 이 한민선은 선자(善字) 돌림이다.

갑오본 초록본의 유전

　이경성은 2000년 9월에 〈동의수세보원 갑오본〉을 발굴하고, 2003년 10월에는 〈동의수세보원 구본〉을 또 찾아냈다. 이경성은 두 초록본은 구성이나 내용 면에서 대부분 동일하고 필체도 비슷해서

〈수세보원 壽世保元〉 들춰보기

필사자가 같은 사람이라는 의견을 내었다. 그러니까 이경성의 견해는 한민갑은 1940년 7월에 함흥에서 초록한 것을, 12월에는 대전에서 정서했다는 것이다. 정평(定平) 사람 한민갑은 왜 대전에 갔던 것일까. (당시 한민갑의 거주지는 정평이었다고 한민갑의 아들인 한치문이 말했다.)

『명선록』과 『격치고』는 연활자(鉛活字)로 함흥의 덕흥인쇄소(德興印刷所)에서 찍었다. 그런데 『상교현토 동의수세보원』은 석판(石版)으로 대전부(大田府)의 이문사(以文社)에서 인쇄했다. 함흥에서는 석판인쇄가 어려웠던 것 같다. 7판본의 인쇄는 1940년 12월부터 시작되었는데, 이때 한민갑이 한두정 선생의 명을 받고 대전으로 파견되었던 것 같다.

〈대전부 석남촌본〉은 현재 국회도서관에서 소장하고 있는데, 표지에 붓글씨가 아닌 파란색 펜글씨로 최면갑(崔冕甲)이라고 적혀 있다. 이름이 익숙하다. 1911년에 재판을 간행했던 네 명(崔冕甲 高敬必 金重瑞 李增謨) 중의 한 사람이다. 이 물건은 최면갑의 수중을 거쳤던 것이다.

『상교현토 동의수세보원』

한두정 선생이 1941년 4월 10일에 함흥에서 발간한『상교현토
(詳校懸吐) 동의수세보원(東醫壽世保元)』은 동무 이제마 공이 저술한
〈수세보원〉의 7판본이다. 이후에 이보다 높은 평가를 받는 판본은
등장하지 않았으니 〈수세보원〉으로 나온 최고의 판본이라고 판단
된다. 한두정 선생은 율동계가 1901년에 간행한 초판(신축판)의 편
집 과정에 불만이 있었던 것 같다. 그리고 수정 없이 초판과 같은
내용으로 발간된 이전 판본(재판~6판)에 대한 아쉬움도 컸다. 그래
서 자신이 확실하고 충실한 판본을 제작하겠다는 굳은 의지가 있
었다고 보인다. 한두정 선생이 계획한 동무 공 관련 서물의 정리와
출판 사업은『명선록』출간, 〈동무유고〉 필사, 『격치고』출간, 〈동의
수세보원 갑오본〉 초록, 『상교현토 동의수세보원』 출간의 순서로
진행되었다.

- 『明善錄』1940년 1월 25일 발행 德興印刷所(朴在福) 韓國弘 발행

- 〈東武遺稿〉1940년 韓斗正 筆寫 추정

- 『格致藁』1940년 7월 5일 발행 德興印刷所(朴在福) 韓國弘 발행

- 〈東醫壽世保元 甲午本〉1940년 7월 2일 韓敏甲 抄錄

- 『詳校懸吐 東醫壽世保元』1941년 4월 20일 以文社(李基福) 인쇄 金重瑞方 발행

목록

책을 만들려면 우선 원고가 있어야 한다. (이하에 쓰는 한두정 선생과 한민갑의 관계, 한민갑이 했던 일에 관한 사항은 나의 추리이다.) 그런데 〈수세보원〉은 이미 인쇄된 판본(인본 신축판)이 있다. 새로 만드는 판본은 보통은 개정본의 개념이니 기존 판본에서 고치고 싶은 부분만 골라내면 된다. (수정된 곳이 없이 발간된 이전 판본(재판~6판)을 모두 신축본으로 불러야 한다는 의견도 있다.) 하지만 한두정 선생은 그리 간단하게 접근하지 않았다. 율동계가 신축판을 편집하던 때와 같은 상황으로 돌아가 보려고 했다. 그렇게 하려면 갑오구본(甲午舊本)과 경자신본(庚子新本)의 내용을 확인해야 한다. 동무 공의 〈수세보원〉 원고에는 목록도 서문도 없었다. 1914년에 나온 4판에 성당 한교연의 서문이 들어 있고, 한병무도 서문은 아니지만 간행기 형식의 글을 6판에 남겼는데, 한두정 선생은 자신이 새로운 서문을 쓸 생각은

없었다. 다만, 한병무가 1936년에 북경에서 발간한 6판처럼 목록은 꼭 넣고 싶었다.

목록을 작성하면서 갑오구본과 경자신본의 내용을 확인하고 인본(신축판)과 대조하는 일, 이것이 1940년 7월에 함산 사촌에 있는 이진윤의 집에서 수일간 한민갑이 했던 일이다. 그런데, 어떻게 해야 하는지 한두정 선생으로부터 지침을 받기는 했지만 한민갑은 이런 일이 처음이었다. (물론 한두정 선생이 직접 했더라도 그렇다.) 또 그는 갑오구본을 처음 접했다. 구본의 편명(篇名)에 익숙하지도 않았다. 그리고 기일이 촉박했다. 그래서 초록을 한 후에 검토할 여유가 없었다. 그러니 당연하게도 여러 곳에서 오류가 발생했다. 글자를 바꿔 쓰기도 하고, 쓸 필요가 없는 것을 써 넣기도 하고, 인용표시를 생략하기도 하고, 조문수의 집계가 틀리기도 했다. 필체에서도 급했던 표가 난다.

이렇게 완성된 것이 〈동의수세보원 갑오본〉 초록이다. 한민갑은 자신이 익숙한 대로 인본에 나온 편명을 참고하여 목록을 만들었다. 예를 들면 구본에서 소음인외감여병론(少陰人外感膂病論)이라고 한 것을 소음표병론(少陰表病論)이라고 간략하게 적었다. 이것은 인본에서는 소음인신수열표열병론(少陰人腎受熱表熱病論)이다. 구본에는 의원론(醫源論)이란 독립된 편명이 없었지만 경자본을 반영하여 의원론도 목록에 들어갔다. 그리고 1983년에 홍순용 선생이 『동양의학』 제26호에 실은 「동무의 생애와 사상」을 통해서 광제설(廣濟說)은 구본에 없었다는 견해를 제시했고 학계에서도 그 견해를 따르는 연구자가 있지만, 한민갑의 작업을 보면 광제설은 구본에 존재했다. 거기에다 〈석남촌본〉인 〈동의수세보원 구본〉의 목록에서 확실하게 증명된다. 〈석남촌본〉은 구본의 편명을 따라 목록을 만들었다. 그래서 의원론은 목록에 없다.

1940년 7월 2일(歲庚辰七月二日)

한민갑은 작업을 끝냈고, 한두정 선생도 독자적이고 추가적인 조사와 검토를 통해서 목록이 들어간 7판본의 원고를 완성한다. 7판본이 조선총독부의 출판 허가를 받은 날이 1940년 8월 3일이다. 그러니까 제출부터 허가를 받는 기간이 소요되었을 것이므로, 원고는 8월 3일보다는 좀 더 이른 날짜에 완성되어 제출되었을 것이다. 한민갑이 초록을 마친 경진년(庚辰年) 7월 2일을 양력으로 하면 8월 5일이라고 한다. 그래서 출판 허가를 받은 8월 3일 이후가 되므로 한민갑이 했던 초록 작업이 7판본과는 직접적인 연계가 없는 것처럼 여겨져 왔다.

1895년 음력 9월 9일에 고종이 "역법을 개정하여 태양력을 사용하고, 개국 504년 11월 17일을 개국 505년 1월 1일로 삼으라."는 조칙을 내렸다. 이로써 우리 역사에서 최초로 태양력(陽曆) 사용이 공식화되었다. 그리고 일제강점기에도 양력을 사용하도록 압박했다. 나는 한민갑이 아니니, 경진년에 '7월 2일'을 양력으로 한 것인지 음력으로 쓴 것인지 알 수는 없다. 만약 양력으로 쓴 것이라면 내가 전개하는 주장에 힘이 실리게 된다.

[2] 수세보원 壽世保元

〈사촌본〉과 7판본의 공통점

한민갑이 초록한 〈동의수세보원 갑오본〉이 7판본 편집의 사전 작업이었다는 추론의 근거는 〈사촌본〉과 7판본의 공통점 때문이다. 만약 단순하게 갑오구본이나 경자신본의 내용이 궁금했다면 해당하는 서물을 있는 그대로 베껴 쓰면 된다. 단순한 작업이므로 육체적으론 힘이 들고 지루하기도 하겠지만, 오히려 그렇게 작업하는 것이 정신적인 소모도 적고 상대적으로 쉬운 일이다. 그런데 왜 세 종류의 다른 서물을 비교해가면서 초록해야 하는 훨씬 힘든 작업을 택했는가. 그 배경과 목적을 따져볼 수밖에 없는 것이다.

〈사촌본〉과 7판본은 아래와 같은 공통점이 있다. 1) 목록과 조문수가 존재한다. 조문수가 존재하는 것은 〈수세보원〉 판본 중에 7판본이 유일하다.(〈사촌본〉에는 조문번호도 존재한다. 〈사촌본〉은 〈수세보원〉과 관련한 자료에서 조문번호를 기재한 최초의 기록이다. 편의를 위해서 한민갑이 붙였을 것이다.) 2) 조문수가 유사하다. 3) 목록의 형태가 유사하다. 4) 경자본에서 개초되지 못한 부분에 대한 표시가 일치한다. 5) 비고가 존재한다. (비고는 〈사촌본〉은 본문의 첫 페이지에 있고, "구본갑오본 신본경자본 인본신축본"이라고 되어 있다. 7판본은 목록에 있는데, "구본 갑오본 신본 경자본 인본 신축본"이라고 되어 있다.) 비고가 존재하는 것은 〈수세보원〉 판본 중에 7판본이 유일하다. 6) 본문의 출처표시가 대부분 일치한다. 7) 소양인 범론의 조문수(29)를 7판본이 〈사촌본〉을 따랐다.

위 7)의 예를 보아도, 〈사촌본〉에는 소양인범론이 〈경자본〉 29조문이라고 기록되어 있다. 그런데 신축판의 소양인범론은 실제로 23조 문이다. 한두정 선생은 7판본 목록에 〈사촌본〉의 기록을 따라 29조 문이라고 기록했다. 실제 조문은 23조문인데 말이다. 7판본에서 조 문수 표기가 잘못된 것은 소양인범론이 유일하다. 의도된 오류인가. 이것은 〈사촌본〉을 초록한 한민갑과 7판본의 편집주체인 한두정 선 생이 서로 밀접한 관계를 맺고 있었다는 증명이라고 생각한다.

7판본이 이전 판본과 다른 점

한두정 선생이 신축판의 내용을 대폭적으로 손질한 것은 아니다. 하지만 자신이 필요하다고 판단한 부분에 조치를 했다. 신축판에서 내용이 변경된 달라진 곳은 두 군데이다.

「사상인변증론」 조문 5에서 故鮮能生産을 故不能生産으로 鮮자 를 不자로 수정했다. 그리고 변증론 말미에 '此書 ~ 大累'를 추가했 다. 이 두 부분은 함흥 동무 공의 본가에서 보관하던 〈수세보원〉 재 판본에 가필된 내용을 한두정 선생이 적극 반영한 것이다. (한두정 선생이 참고한 재판본은 1947년에 이진윤이 월남하면서 가지고 와서 이진 윤 집안에서 소장하고 있다.)

이전 판본에 없던 것은 현토의 확대와 부록의 존재이다. 신축판에 는 권지일 4편에만 토(吐)가 달려 있었으나, 토를 책의 전체로 확대 했다. 목록에는 조문수가 적혀 있고 각 권(卷)의 조문 합계와 총 조 문수가 표시되어 있다. 그리고 비고가 있다. 또 출처를 특정하여 표 시한 곳이 두 군데 있다. 변증론 조문 1에는 (印本)이라고 하였고, 작은 글자로 넣은 '此書 ~ 大界' 부분에는 (新本)이라고 하였다. 경자본이 출처인 경우에 특별히 신본이라고 표시할 필요는 없으나 인본에는 없던 내용이라 그렇게 한 것이다. 신축판(초판) 말미에 율동계 문인들이 쓴 '갑오구본'이란 용어가 등장한다.(今以甲午舊本開刊) 그러니 경자본은 자연히 신본이 된다. 印本辛丑本은 신축년에 인쇄되었다는 의미이다.

　권지사를 마무리하는 부분에 개초에 대한 설명을 붙였는데, 이 부분이 신축판과는 약간 달라서 그간 이견이 있었다. 신축판에서는 '성명론부터 태음인제론까지는 각각 더하고 뺀 것이 있으나, 태양인 이하 3론은 더하고 뺀 것이 없다.'는 의미로 읽혔는데, 7판본에서는 '의원론부터 태음인제론까지는 각각 더하고 뺀 것이 있으나, 그 나머지 제론은 더하고 뺀 것이 없다. 고로 신본과 구본을 함께 참고하여 간행한다.'고 명확하게 표현하였다. 이 부분은 〈사촌본〉의 등장으로 7판본의 내용이 맞는 것으로 드러났다.

　　〈辛丑版〉
　　至于庚子　因本改草　自性明論至太陰人諸論　各有增刪　而太陽人以下三論　未有增刪　故今以甲午舊本開刊
　　〈7版〉
　　至于庚子　因本改抄　自醫源論至太陰人諸論　各有增刪　而其餘諸論　未有增刪　故竝依新舊本刊行

부록으로는 보유방(補遺方), 사상인식물류(四象人食物類), 역대 〈수세보원〉 판본 설명, 자해(字解), 토해(吐解)가 실려 있다. 여기에 실은 보유방을 통해서 계부곽진이중탕(桂附藿蔯理中湯), 궁귀총소이중탕(芎歸葱蘇理中湯), 갈근나복자탕(葛根蘿葍子湯)이 발굴되었다.

역사의 기록이란 지나간 시대를 향한 상상이라고 생각한다. 과한 부분이 있다면 독자의 양해를 구한다.

「사상인변증론」 논쟁

　〈사촌본〉은 1940년 7월에 사촌에 있는 이진윤의 집에서 한민갑
이 초록했다고 알려진 〈동의수세보원 갑오본〉이다. 이진윤에 이어
아들인 이성수가 소장하다가, 이경성의 노력으로 2000년 9월에 공
개되었다. 〈석남촌본〉은 1940년 12월에 대전부 석남촌에서 한민갑
이 등서했다고 추정되는 〈동의수세보원 구본〉이다. 1911년에 『동
의수세보원』 재판을 발행했던 최면갑의 손을 거친 것으로 보이고,
국회도서관에 소장된 것을 2003년 10월에 이경성이 찾았다. 7판은
1941년 4월 10일에 한두정 선생이 보원계(保元契)의 이름으로 발행
한 『상교현토 동의수세보원』이다.

　학계에서 사상인변증론(四象人辨證論)의 1조와 7판본에서 사상인변
증론의 뒷부분에 들어간 '此書~' 부분(此書雖出今人之手 實是千古醫家
稀罕之書 此書任古今之是非 決醫藥之樞軸 雖一字誤書則爲作文者之大累)

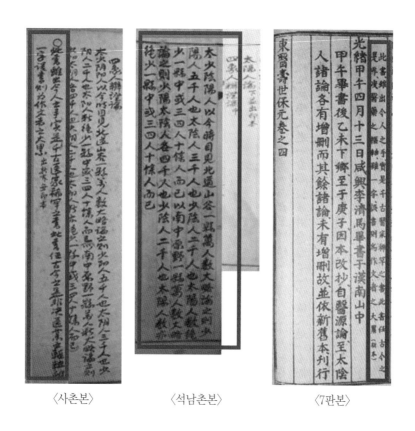

〈사촌본〉 　　　〈석남촌본〉 　　　〈7판본〉

은 이견이 있다.

　〈사촌본〉에서는 사상인변증론이라고 쓴 다음 구본의 1조를 적
고, 그 다음에 '此書~'를 적은 다음 '출신본무인본(出新本無印本)'이
라고 인용표시를 하였다. 〈석남촌본〉에서는 '사상인변증론 중'이라
고 하고 구본의 1조 내용을 적었다. 다음에 이어지는 내용은 1조와
'此書~'에 대한 해석이다.

출신본무인본

'此書~' 부분에 붙은 '출신본무인본'이라는 인용표시는 구본과 인본에는 없다는 뜻이다. 구본에 없으므로 〈석남촌본〉에는 없는데, 신본에 있었다면 〈사촌본〉처럼 적었어야 한다. 그런데 한민갑은 그렇게 하지 않았다. 한두정 선생이 이 부분을 복원하여 7판본에 실었는데, 보통 조문보다는 작은 글씨로 넣고 (新本)이라고 인용표시를 하였다.

이상으로 유추하여 볼 때, 이 부분이 경자신본에 있었던 것은 맞는 것 같다. 하지만 한두정 선생이 작은 글씨로 넣은 것처럼, 경자신본에는 원고의 통상적인 필체(또는 글씨크기)와는 좀 다르게 적혀 있었다고 짐작할 수 있다. 한두정 선생은 신본의 상황을 7판본에 구현한 것이다. 그런데 한민갑은 그런 상태가 정상적인 조문의 형태는 아니라고 판단해서 나중에 〈석남촌본〉을 등서하면서 이 부분을 뺀 것 같다.

한두정 선생은 7판본을 준비하면서 동무 공의 사촌 본가를 방문해서 자신의 계획을 설명했을 것이다. 그러면서 본가에 보관 중이던 재판본을 보았던 것 같다. 거기에는 동무 공의 후손이 가필한 부분이 있었다. 이 책에 가필한 부분은 두 곳이다. '此書~' 부분과 '선능생산(鮮能生産)을 불능생산(不能生産)'으로 고친 곳이다. 한두정 선생은 이 두 곳의 수정 사항을 모두 수용하여 7판본에 반영했다. (재판본은 나중에 이진윤이 1947년에 3월에 월남하면서 가지고 내려와서 이진윤 가문에서 소장하고 있다.) 아래와 같다.

大畏誤書落子雖一字不可誤書落子

此書雖出今人之手　實是千古醫家稀罕之書　此書任古今之是非

決醫藥之樞軸　雖一字誤書則爲作文者之大累

右三行辛丑開刊漏落故其後續刊全部漏落

제일 윗줄은 구절이 반복되고 엉성하여, 동무 공이 쓴 것 같지는 않다. 此書부터 번역하면, 이 글(책)이 비록 이 시대 사람의 손에서 나왔으나, 실로 천년 의가에서 드문 글이다. 이 글은 고금의 시비에 임하야 의약의 기준을 결정한 것이다. 누구라도 한 글자라도 잘못 적는다면 글을 쓰는 사람의 큰 허물이 될 것이다. 오른쪽 3행은 신축판을 펴내면서 누락되었으므로 이후 간행된 판본에서 전부 누락되었다.

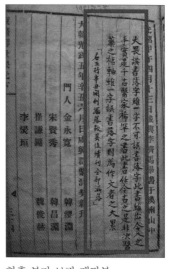

함흥 본가 보관 재판본.
동무 공 후손 가필 부분

구본의 1조

太少陰陽人, 以今時目見, 北道山谷 一縣萬人數大略論之, 則少陽人五千人也, 太陰人三千人也, 少陰人二千人也, 太陽人數絶少, 一縣中或三四人, 十餘人而已. 以南中原野 一縣萬人數大略

論之, 則少陽太陰人各四千人也, 少陰人二千人也, 太陽人數亦絕
少, 一縣中或三四人, 十餘人而已.

당연하게도 갑오구본에 인본의 내용과 다른 1조가 존재한다.

신본의 1조

개초에 관한 증산(增刪)의 이견은 권지일 4편에 해당하는 것이다.
〈사촌본〉의 등장으로 이 논쟁은 7판본의 내용이 맞는 것으로 결론
이 났다. 권지일 4편은 구본에 존재하고 증산된 부분이 없다. 그리
고 신본에도 존재한다.

신축판과 7판본에 모두 태양인병론, 광제설, 사상인변증론은 증
산이 없다고 기록되어 있다. 그런데 사상인변증론 1조의 내용이 구
본과 인본이 다르다. 과연 인본의 내용이 신본에도 있었는가 하는
것이 핵심이다.

인본의 개초(改草)나 7판본의 개초(改抄)나 모두 고쳐 썼다는 것이
다. 개초는 동무 공이 쓴 용어가 아니다. 고쳐 썼다는 사실은 〈수세
보원〉 전체에 해당하는 말이다. 사상인변증론도 고쳐진 것이다. 하
지만 1조의 내용을 들어내고 다른 것으로 바꿨으므로 조문수의 증
가(增)나 감소(刪)는 없다. 이렇게 해석하면 앞뒤가 맞는다. 그러므로
사상인변증론 1조는 신본에는 인본과 같은 내용으로 기록되어 있었
다고 보는 것이 합당할 것이다.

이태규는 논문에서 "「사상인변증론」의 1조는 7판본에서 한두정

이 인본이라고 명시하여 출처를 표시한 유일한 조문이다. 굳이 인본이라고 그 출처를 밝혀 놓았다는 것은 이 조문이 갑오본이나 경자본에는 없었고, 신축본에만 존재했다는 것을 시사하는 것이라고 판단한다."고 하였다.

하지만 '갑오본이나 경자본에 없다'는 것은 편집 때 참고한 다른 원고가 있다는 것을 전제로 해야 한다. 물론 구본과 신본 이외에 동무 공이 남긴 다른 원고들이 있었다. 그런데 율동계 문인들도 7판본을 편집한 한두정 선생도 그런 말을 남기지 않았다. 한두정 선생은 분명하게 "고로 신본과 구본을 함께 참고하여 간행한다."고 했다.

辛丑版『東醫壽世保元』後記

光緒甲午四月十三日 咸興李濟馬 畢書于漢南山中 嗚呼 公甲午畢書後乙未下鄕 至于庚子 因本改草 自性命論至太陰人諸論 各有增刪 而太陽人以下三論 未有增刪 故今以甲午舊本開刊

性命論부터 太陰人諸論까지는 각각 더하고 뺀 것이 있으나, 太陽人 이하 3論은 더하고 뺀 것이 없다. 故로 지금 甲午舊本으로 처음 刊行한다.

『詳校懸吐 東醫壽世保元』後記

光緒甲午四月十三日 咸興李濟馬 畢書于漢南山中 甲午畢書後乙未下鄕 至于庚子 因本改抄 自醫源論至太陰人諸論 各有增刪 而其餘諸論 未有增刪 故竝依新舊本刊行

醫源論부터 太陰人諸論까지는 각각 더하고 뺀 것이 있으나, 그 나머지 諸論은 더하고 뺀 것이 없다. 故로 新本과 舊本을 함께 참고하여 刊行한다.

신축판은 경자본을 위주로 하여 빠진 부분을 갑오본에서 보충한 것이다. 신본의 내용은 거의 인본에 반영되었다. 그러므로 인본의 사상인변증론 1조는 신본에 있던 내용이다. 한두정 선생이 구본에 다른 내용이 있다는 것을 강조하는 의미로 특별하게 (印本)이라고 출처 표시를 한 것이다.

한두정 선생의 생각

사상인변증론 1조가 인본의 내용으로 경자신본에 존재했다는 것이 사실이라면 '왜 한두정 선생이 갑오구본의 내용으로 7판본에 신지 않았는가?'라고, 그간 학계에서 가졌던 오해가 해소된다. 갑오본의 1조를 동무 공이 고쳐 쓴 것을 율동계는 존중했고, 한두정 선생은 율동계의 선택을 역시 지지했던 것이다. 설사 한두정 선생 자신에게 구본의 내용을 선택하고 싶은 마음이 있었다고 하여도, 이미 신축판의 내용으로 세상에 알려진 것이 40년이나 경과되었으므로 괜한 혼란을 일으키고 싶지도 않았을 것이다. 그래서 (印本)이라고 출처 표시를 해서 자신의 의사를 나타내었던 것이라고 추측한다.

〈사촌본〉과 〈석남촌본〉의 비교

　〈사촌본(沙村本)〉과 〈석남촌본(石南村本)〉은 〈동의수세보원 갑오구본〉에 대한 초록본이다. 〈사촌본〉은 1940년 7月에 사촌에 있는 이진윤의 집에서 한민갑이 초록했다고 알려졌다. 이진윤에 이어 아들인 이성수가 소장하다가, 이경성의 노력으로 2000년 9월에 공개되었다. 〈석남촌본〉은 1940년 12월에 대전부 석남촌에서 한민갑이 등서했다고 추정된다. 1911년에 〈수세보원〉 재판을 발행한 최면갑의 손을 거친 것으로 보이고, 국회도서관에 소장된 것을 2003년 10월에 이경성이 찾았다.

　두 자료를 발굴한 홍익한의원의 이경성은 2003년 10월 19일에 남긴 자료에서 〈석남촌본〉을 언급하면서, "오늘 발굴한 구본은 이전의 〈함산사촌 갑오구본〉과 내용면에서 동일한 구성으로 되어 있습니다. 혹시 다른 부분이 있을까 하고 몇 시간동안 각 조문을 검토해

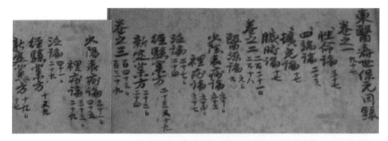

▷ 〈사촌본〉 목록

▽ 〈석남촌본〉 목록

보았으나, 몇 군데서 글자의 출입이 있었지만 거의 완벽할 정도로 동일한 필사본입니다."라고 밝힌 바 있다. 그리고 이후에 두 자료를 비교 검토하고 〈석남촌본〉도 한민갑의 작업일 것이라고 추정했다.

나는 이경성의 의견을 따르면서 이 글을 진행한다.

한민갑은 〈사촌본〉은 〈동의수세보원 갑오본〉이라고 제목을 달고 〈석남촌본〉은 〈동의수세보원 구본〉이라고 하였다.

목록(目錄)

두 자료에는 모두 목록이 있다. 〈수세보원〉의 첫 출간인 〈신축판〉 부터 5판까지는 목록이 없었다. 한병무가 북경에서 1936년에 발간한 6판은 중국국가도서관에 소장되어 있다는 정보만 알려졌을 뿐 실물이 확인되지 않아서, 6판에 목록이 있는지 없는지는 알려지지 않았다. 이번에 이 책을 준비하고 원고를 쓰는 도중에 박병희 원장과 beibei(徐蓓蓓) 원장의 도움을 받아 6판의 내용을 확인할 수 있었다. 6판에는 목차가 있었다. 그러니까 목록으로만 본다면 6판은 목록이 들어간 〈수세보원〉의 첫 판본인 것이다. 그리고 6판에는 발행자인 석하 한병무의 간행기도 들어 있었다.

6판의 확인을 통해서, 한두정 선생이 7판을 발행하기 전에 6판의 실물을 보았었다는 나의 추측이 명확해졌다. 한두정 선생은 『상교현토 동의수세보원』의 6판 서지정보에서 한병무 아래에 '석하'라고 넣어두었던 것이다. 6판에 공식적인 발행자는 한석하로 기록되어 있을 뿐 한병무는 없는데, 한석하가 바로 한병무임을 한두정 선생이

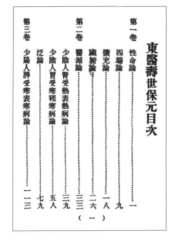
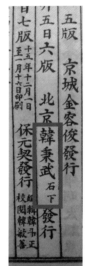

△ 6판 목차
▷ 『상교현토 동의수세보원』의 6판 설명 부분

확인시킨 것이다.

한두정 선생은 6판을 본 후에 목록의 필요성을 더 느꼈을 것이다.

편명

한민갑은 〈사촌본〉의 목록을 인본의 편명에 따라 기록했다. 한민갑은 아마도 갑오구본을 처음 접했기 때문에 구본의 편명에 익숙하지 않았을 것이다. 그래서 오해의 소지를 남기기도 했다. 구본에는 권지이에 「의원론」이란 편명이 존재하지 않았다. 그런데 목록에 의원론을 적어 넣은 것이다. 그런데 5개월 후에 대전에서 〈석남촌본〉을 등서할 때는 구본의 편명대로 목록을 기록했다. 이것은 한민갑이

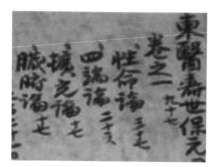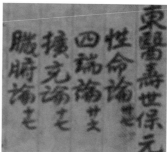

〈사촌본〉 / 〈석남촌본〉

구본에 대한 개념과 인식이 생겼다는 것을 의미한다. 그리고 자신이 실수했던 것도 알게 되었으므로 그것을 교정하는 의미로 〈석남촌본〉을 등서하게 된 것이 아닌가 추리할 수도 있다.

권지일 논란

갑오구본에는 권지일 논편 모두(성명론, 사단론, 확충론, 장부론)와 「광제설」이 존재하지 않았다고 추정하는 연구자가 있다. 권지일 논편들이 설령 존재했다고 하더라도 인본에 실린 내용보다는 소략한 형태였을 것이라고 주장하고 있다.

하지만 두 자료의 발견으로 갑오구본에 권지일 논편이 온전하게 존재했다는 사실이 드러났다. 「광제설」도 이미 들어 있었다.

초록 방식의 차이

두 자료는 각각 갑오구본과 경자신본, 그리고 신축본(인본)을 각

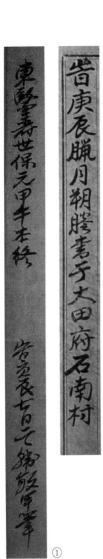

각 비교하여 초록한 것이다. 한민갑은 〈석
남촌본〉을 작업하면서 겉면에 적은 제목인
〈동의수세보원 구본〉대로 구본의 내용만을
옮겨 적었다. 그래서 「사상인변증론」 부분
에서 〈사촌본〉에는 적어 두었던 "此書~" 부
분을 뺐다. 그러므로 "차서~" 부분은 신본
에 있던 내용이라는 것이 명확해졌다.

① 〈東醫壽世保元 甲午本〉
　　歲庚辰七月二日韓敏甲筆
② 〈東醫壽世保元 舊本〉
　　歲庚辰臘月朔膝書于大田府石南村

동의수세보원보편

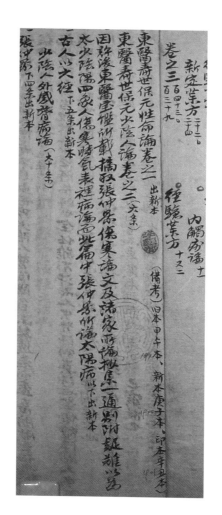

〈사촌본〉 권지일 권지
이 초록 부분

구본

앞 페이지에 나온 사진은 1940년에 7월에, 함산 사촌에 있는 이진윤의 집에서 한민갑이 초록한 〈동의수세보원 갑오구본〉의 권지일과 권지이가 시작되는 부분이다. 한민갑은 〈갑오구본〉, 〈경자신본〉, 〈신축인본〉을 비교하여 구본에만 들어 있는 내용을 초록하였고, 조문수를 기록하고 각 조문에 출처표시를 하였다.

권지일인 「성명론」, 「사단론」, 「확충론」, 「장부론」은 구본과 신본 그리고 인본에 모두 존재하므로 '출신본(出新本)'이라고 출처표시를 하고 생략하였다. 이것이 한민갑이 초록한 방식이다. '갑오구본에는 권지일 네 논편이 존재하지 않았거나, 소략한 형태로 존재하였을 것'이라는 견해를 표명하는 일부 연구자들이 있다. 그들은 이 출처표시 방식을 오해하고 있거나 엉뚱한 개념을 설정하고 있거나 둘 중의 하나일 것이다.

한민갑은 목록에 의원론을 적어 넣었지만, 그것은 인본(印本)의 내용에 따라 목록을 만들었기 때문이다. 구본에는 「의원론」이 별도로 존재하지 않았다. 사진에서처럼 권지이가 시작되면서 바로 '인허준동의보감(因許浚東醫寶鑑)'이 나온다. 위 내용을 아래에 옮기고 번역을 붙인다.

性命論卷之一 出新本
少陰人論卷之二(6條)
소음인론 2권(6조)

因許浚東醫寶鑑所載 摘取張仲景傷寒論文及諸家所論 抄集一通 別附疑難 以爲太少陰陽四象人傷寒時氣表裏病論 而此篇中張仲景所論 太陽病 以下出新本

古人以六經 下五條出新本

허준의 동의보감에 실린 내용에서, 장중경이 상한론에서 논한 글과 여러 의가들이 논한 것을 가려서 뽑아, 하나로 통할 수 있도록 추려서 모으고, 의문이 들고 난해한 부분을 별도로 붙여서, 태소음양 사상인의 상한시기 표리병론으로 삼았다. 이 편 중에서 장중경이 논한 것은 태양병 ~ 이하는 신본에 나온다.

고인이 육경으로써 ~ 아래 5조는 신본에 나온다.

〈수세보원〉

한민갑이 초록을 하면서 계속 '동의수세보원'을 쓰고 있다. 이것도 1940년에 인본『동의수세보원』이 있기 때문이다. 사실 1901년에 나온 〈신축판〉『동의수세보원』보다 이전 시기에 '동의수세보원'이라고 기록된 자료는 공식적으로 밝혀진 것이 없었다. 다만 「의원론」에 동무 공이 '수세보원'이라고 두 번 언급한 것이 전부였다. 그것도 한번은 서명(書名)으로, 한번은 포부(抱負)로서 쓴 것이다. 위에서 구본에는 「의원론」이란 독립된 편명이 없다고 했다. 그리고 결정적으로 동무 공이 자신이 저술한 책의 이름을 결정한 아래 내용도 구본에는 없다는 사실이다.

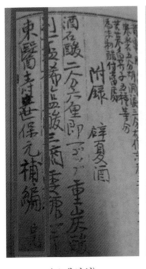 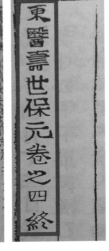 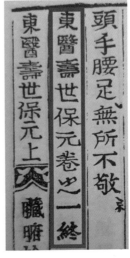

〈보제연설〉　　　　　〈신축판〉『동의수세보원』

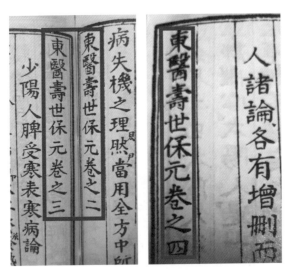

〈7판〉『상교현토 동의수세보원』

〈수세보원 壽世保元〉 들춰보기

余生於醫藥經驗五六千載後 因前人之述偶得四象人臟腑性理
著得一書 名曰壽世保元

　나는 의약의 경험이 생긴 지 5,6천 년이 지난 후에 태어났다. 앞
선 사람들의 저술에서 사상인의 장부 성리를 깨닫게 되어, 일서를
지어서 〈수세보원〉이라고 이름 하였다.

　즉 최소한 1894년에 구본을 완성할 때까지는 동무 공의 저술이
'수세보원'이라고 불리지 않았다고 추정할 수 있다. 물론 구본에서
이미 〈동의수세보원〉이란 이름이 결정되었다고 해도 나의 추론에
문제는 없다. 인본에서 확인할 수 있는 「의원론」의 앞부분에 의학의
역사를 동무 공이 자신만의 방식으로 정리한 부분은 1894년보다는
1900년 가까이에 서술되었다고 보는 것이 합당할 것이다. 이런 이
유로 〈보제연설〉의 맨 마지막에 쓴 '동의수세보원보편'이 아주 특별
하게 보인다. 이것을 붙인 방식을 150쪽 그림에서 다른 책과 비교해
서 보자.
　그리고 또 동의수세보원보편이라고 적은 후에 '완(完)'이라고 결
정한 것이다. 〈보제연설〉은 〈동의수세보원〉을 완벽하게 지칭하고
있다. 나아가 '보편'이라는 것이다.
　보편이란 원편을 전제한 후에 성립하는 말이다. 즉 원편으로서의
〈동의수세보원〉이란 서명을 동무 공이 직접 사용했다는 것을 확인
할 수 있다. 그렇다면 왜 책 앞에 명시하여 적지 않았는가 하는 의문
이 생길 것이다. 동무 공은 1894년에 구본을 완성한 후에 경자년까

지 〈경자본〉을 개초했다. 그리고 〈보제연설〉을 묶는 작업을 할 무렵에는 원편으로서 〈동의수세보원〉이란 이름이 결정되어 있었다. 하지만 그것은 아직 책으로 묶이지 않았다. 미리 생각해 둔 이름은 있지만 태어나지는 않았으니 이름이 붙지는 않았던 것이다. 그러니 보편을 먼저 '동의수세보원보편(東醫壽世保元補編)'이라고 공식화해서 붙일 수는 없다. 하지만 그것이 〈동의수세보원〉의 보편인 것은 밝힐 필요가 있다. 여기까지가 나의 추론이다.

동무 공이 쓴 '나 여(余)'

〈보제연설〉의 여

〈보제연설〉에서 보제연설서에 이어서 나오는 제일 첫 편인 '보제연설'에 나 여가 세 번 나온다. 1) 余於定平地, 2) 余 公道世間有壽命, 3) 以余所見이다. 여기에서 여는 당연히 동무 공이다. 아래에 원문과 번역을 올린다.

1) 余於定平地 曾見少陽人外感 誤服小柴胡湯 不一則死也

   내가 정평(定平) 땅에서 일찍이 소양인 외감 환자가 소시호탕을 잘못 먹고 하루도 넘기지 못하고 죽는 것을 보았다.

2) 唐人詩曰 公道世間有白髮 余倣而足之曰 公道世間有壽命

   당인의 시에, 세상에 공평한 이치는 백발이라는 구절이 있

다. 내가 이 부분을 모방하여 적어 보면 세상에 공평한 이치
는 목숨이다.

3) 以余所見 通邑大道千牛 皆死於屠夫之手 用藥者 千人中
四五百人 必死於醫手也 先病者之藥 益多殺人 豈不懼哉 愼之
愼之

　　내가 보건대, 고을을 지나다가 큰 길에 보이는 천 마리의 소
는 대개는 백정의 손에서 죽는다. 약을 쓰는 천 명의 사람 중
에 4,5백 명은 반드시 의사의 손에서 죽는다. 병자에게 먼저
약을 주었는데 많은 사람을 죽였다면 어찌 두려워할 일이 아
니겠는가. 삼가고 조심해야만 한다.

〈보제연설〉의 서
〈보제연설〉의 서는 174자이다. 원문과 번역을 올린다.

　　普濟演說序
　　夫醫者理也 苟得其正則由是而爲醫國濟衆之方也 苟失其正則
由是而爲赴湯蹈火之變矣
　　故繫辭日 易有太極 是生兩儀 兩儀生四象 而立天之道日陰與
陽 立地之道日剛與柔 立人之道日仁與義 大哉理也
　　是以先王重此四象之理 炎帝始嘗百草之溫涼甘苦 黃帝問答百
病之風寒暑濕 周官設醫師之政 令以爲萬世普濟之方也 中間破爲

諸儒所亂誤人甚多 實爲痛嘆也

今讀書偶感 而謹演一二個說 以備諸益之笑云爾

庚子閏秋序

보제연설 서

무릇 의는 이치다. 진실로 그 바른 것을 얻으면 이로 말미암아 나라와 백성을 구제하는 방도가 된다. 그런데 진실로 그 바른 것을 잃으면 이로 인해 끓는 물에 빠지고 불 위를 밟는 것 같은 변고가 된다.

그러므로 계사에서 말하기를, 역에 태극이 있고 이에서 양의가 생겼고 양의에서 사상이 나왔다. 하늘에 도를 세우면 음과 양이고, 땅에 도를 세우면 강과 유며, 사람에게 도를 세우면 인과 의니 큰 이치이다.

이 때문에 어진 임금은 이 사상의 이치를 중하게 여겼다. 신농씨는 약초의 온량감고를 정했으며, 황제는 모든 병의 풍한서습을 문답으로 남겼다. 주례에서는 의사의 행정이 설치된 것을 알 수 있다. 이로써 만세에 널리 구제하는 방도가 되도록 하였다. 그런데 중간에 이런 전통이 깨지고 제유가 어지러워진 바, 사람을 잘못 보는 것이 심히 많았다. 실로 통탄할 일이다.

지금, 글을 읽고 여러 가지 생각이 생겨서 삼가 한두 개의 설을 펼치는 것은, 여러 벗이 웃으면서 말할 것에 대비하려는 것이다.

경자년 윤가을에 서한다.

〈신축판〉의 여

〈신축판〉『동의수세보원』에 나오는 나 여는 아래와 같다.

1) 「의원론」의 이 부분은 〈갑오구본〉에는 없다. 〈경자본〉에서 개
초한 부분이다. 그러므로 〈갑오본〉이 완성된 1894년까지, 동
무 공은 자신의 저작을 〈수세보원〉으로 명명하지는 않았다는
것이 된다.

　　余生於醫藥經驗五六千載後 因前人之述偶得四象人臟腑性理
著得一書名曰壽世保元
　　原書中張仲景所論太陽病少陽病陽明病太陰病少陰病厥陰病
以病證名目而論之也
　　余所論太陽人少陽人太陰人少陰人 以人物名目而論之也
　　나는 의약의 경험이 생긴 지 5,6천 년이 지난 후에 태어났
다. 앞선 사람들의 저술에서 사상인의 장부 성리를 깨닫게 되
어, 일서를 지어서 〈수세보원〉이라고 이름 하였다.
　　원서 상한론에서 장중경은 육경병증을 논하였는데, 이것은
병증을 명목으로 논한 것이다.
　　내가 태소음양인(太少陰陽人)을 논하는 것은 인물을 명목으
로 논하는 것이다.

2) 「소음인위수한리한병론」이다.

余所經驗未嘗 一遇黃疸而治之 故未得仔細裏許 然痞滿黃疸 浮腫 同出一證 而有輕重

내가 아직 경험한 바가 없었을 때 한 황달 환자를 만나 치료하였으니 자세한 이치를 알게 되지는 못하였다. 그러나 비만, 황달, 부종이 한 가지 병증에서 나왔고 다만 경중의 차이만 있을 뿐이다.

3) 「태양인내촉소장병론」이다.

余稟臟太陽人 嘗得此病 六七年嘔吐涎沫 數十年攝身 倖而免夭錄

나는 태양인의 장리를 받아 일찍 이 병을 얻었다. 6,7년간 구토연말이 있었다. 수십년간 섭생을 하여 다행이도 요절을 면하였다.

4) 「사상인변증론」이다.

余足之曰

내가 보충하여 말한다.

비교

〈보제연설〉의 서에 쓴 '금독서우감(今讀書偶感)'에서 우감(偶感)과, 「의원론」에 나온 '因前人之述偶得'의 우득(偶得)은 비슷한 표현이다. 또 〈보제연설〉에서 '余倣而足之曰'이라고 썼는데, 「사상인변증론」에도 '余足之日'이라고 하였다. 이것은 단순한 비교이다. 하지만 내가 인용한 글을 처음부터 끝까지 찬찬히 살펴서 읽어보면 여기에 나오는 여는 분명히 동무 공임을 알아챌 수 있을 것이다.

벽하주(辟夏酒)

이 글은 '〈보제연설〉이 동무 공의 저작'이라는 믿음 아래 전개하는 것이다. 정확하게 말한다면 〈보제연설〉은 동무 공이 스스로 썼거나 고른 자료를, 편집하고 엮어서 필사한 후 제본한 것이다.

〈보제연설〉의 마지막에 부록으로 들어간 벽하주가 참 묘하다. 이것은 아마도 당대의 양약 처방을 기본으로 한 것으로 보인다. 부록이라고 하였는데 항목이 많은 것도 아니고 달랑 이것 하나를 실어 놓았다. 이것이 무엇일까.

여기에서 辟을 피로 읽을 것인가 벽으로 읽을 것인가. 사전에는 '여피통(與避通)'이라고 하여, 보통은 피할 피(避)와 통용한다고 되어 있다. 더위를 피하는 피서, 추위를 피하는 피한이 그렇다. 피한다는 것은 자리를 옮기는 것이다. 그렇다면 辟夏酒를 피하주로 읽을 것인가. 벽으로 읽을 때는 물리친다는 의미다. 원래는 '임금'이라는 뜻이

먼저다. 더위는 좀 더 서늘한 곳으로 옮겨서 피할 수는 있지만, 여름이라는 계절에 처하여 여름을 피할 수는 없다. 이것이 처방이라면 오히려 여름에 맞서서 물리친다고 하는 것이 더 적합하다고 생각한다. 그래서 나는 벽하주로 읽는다.

辟夏酒
酒石酸 2分6厘 卽 1コップ, 重炭酸 1分3厘, 橙皮舍利別 1盃, 稀鹽酸 3滴, 雪糖 1斤

동무 공이 고원군수 시절에 일본인과 나눈 필담이 〈장서각 동무유고〉에 많이 실려 있다. 동무 공은 격변하는 한반도 주변의 국제정세 뿐만이 아니고 무기 등 다양한 분야에 관심이 많았다. 원산과 함흥은 큰 도시였으니 신문물도 많이 들어와 있었을 것이다. 벽하주처방을 이때 알게 되었던 것 같다.

주석산(酒石酸)은 타타르산(tartaric acid)으로 흰색 결정을 지닌 유기산의 일종이다. 포도, 바나나, 타마린드와 같은 많은 식물에서 존재하며, 포도주에서 발견되는 주요한 산의 일종이다. 화학식은 $C_4H_6O_6$이다. 포도주를 만들 때 침전하는 주석에 들어 있으며, 청량음료, 염료 따위에 쓰인다. cup을 네덜란드어로는 kop라고 쓴다. 이 말이 일본으로 들어와서 곳푸(コップ)가 되었다. 그리고 일제강점기를 거치면서 한동안 우리의 일상에서 컵을 고뿌라고 불렀다. 한반도에서 공적인 일어교육은 1895년 이후이다.

중탄산(重炭酸)은 탄산(H_2CO_3)의 분자에서 수소 원자 하나를 잃은 원자단으로 알칼리 금속 원소와 화합하여 염(鹽)을 만든다. 화학식은 -HCO$_3$이다.

등피사리별(橙皮舍利別)에서 사리별은 syrup을 한자로 표현한 것이다. 등피는 등자(橙子) 껍질을 말린 것이다. 맛은 쓰고 꽃다운 향내가 있어 건위제(健胃劑), 교미교취제(矯味矯臭劑) 따위로 쓰인다.

희염산(稀鹽酸)은 염산(HCL)을 희석한 것이다.

설탕(雪糖)을 일본에서는 사당(砂糖) 또는 백당(白糖)으로 불렀다고 하니, 설탕이라는 말이 이 처방이 나온 근거를 밝히는데 중요한 단서가 될 수도 있겠다는 생각이 든다.

나는 일어를 모른다. 벽하주를 탐색하는 작업은 진해에 있는 박병희 원장이 맡았다. 지금은 랜선시대니까 우리는 마치 곁에 있는 것처럼 대화를 나눈다. 그의 도움이 크다. 벽하주를 통해서 움직일 수 없는 분명한 증거를 낚아 올릴 수 있다고 우리는 기대하고 있다.

나는 동무 공이 이 처방을 복용했다고 짐작했다. 그래서 이것을 적어놓았다고 추측한 것이다. 그것 말고 무슨 다른 이유가 있겠는가. 그런데 결정적으로 설탕에서 걸린다. 동무 공은 사당 즉 설탕을 폐약(肺藥)으로 분류해서 태음인 약재류에 넣어 놓았다.(砂糖 固肺立肺) 상식적으로 보면 자신에게 전혀 맞지 않는 것을 먹지는 않았을 것이다.

하지만 태양인의 사고와 행동방식은 평범을 뛰어 넘는다. 그게 태양인의 기질이다. 자신이 지금 사상의학이라는 새로운 질서가 될 체

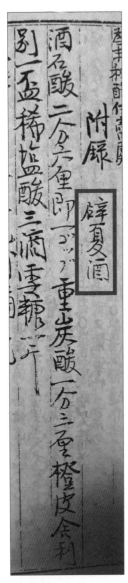

〈보제연설〉
부록 벽하주

계를 만들었지만, 전혀 이질적인 약물처방을 직접 먹어볼 수도 있는 것이다. 동무 공은 왜 벽하주를 기록했을까. 여기에서 생각이 멈췄다.

박병희 원장이 탐색한 결과를 내게 보냈다. 일본에 있는 자료에서, 벽하주와 똑같지는 않지만 비슷한 것을 찾았다는 것이다. 일본 국립국회도서관(國立國會圖書館)이 소장하고 있는 『급병자료방(急病自療方)』에 있는 「중서(中暑)」 처방이다. 이 책은 메이지(明治) 16년에 유소당(有素堂)에서 출판되었다고 하니 1883년에 해당한다. 그러니 그 이전부터 약으로 사용되었을 것이라고 추측한다.

『급병자료방』을 지은 후쿠자와키요시(深澤淸)는 야마나시현(山梨縣)의 의원(醫員)이었는데, 아버지 조부가 대대로 한방의였다고 한다. 그래서 처음에는 상한온역(傷寒溫疫) 등의 한의를 배웠다가 메이지 유신 이후에 한의가 폐지되면서 메이지 4년부터 서양의학으로 전환하였다고 한다.

이 책에 「중서」라는 부분이 생긴 것은 아

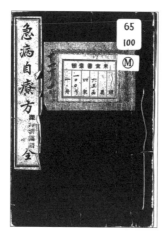

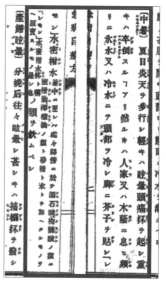

△ 『급병자료방』
▷ 「중서」

무래도 이런 배경이 작용한 것으로 보인다는 박병희 원장의 견해이다. 전적으로 서양의학을 다루는 대부분의 책에서는 「중서」와 같은 명칭, 내용, 챕터가 안 나온다는 것이다. 아래에 내용을 옮긴다.

[中暑] 夏日炎天ヲ步行シ輕キハ眩暈頭痛抔ヲ起シ重キハ卒倒スルアリ然ルキハ人家又ハ木蔭ニ息ヒ頻リニ氷水又ハ冷水ニテ頭部ヲ冷シ脚ニ芥子ヲ貼シ「レモン」水,密柑水(暑中ニ至レバ處處路傍ニ於テ酒石酸・枸櫞酸ノ類ニ蜜柑油・檸檬油ノ類ト砂糖ト水トヲ加ヘタルモノヲ「レモン」水,蜜柑水抔ト稱ヘ販賣スルモノ是レ也)ノ類ヲ飮ムベシ

더울 때가 되면 여러 곳의 길가에서 주석산이나 구연산 같은 것과 밀감유나 영몽(檸檬 레몬)유와 같은 것에다 설탕과 물을 가한 것을 판매하고 있다.

이것은 오늘날의 청량음료 같은 것이라는 판단이 선다. 길거리에서 팔릴 정도이니 대중화된 것이다. 이런 종류의 음료들이 한반도로 넘어왔을 것이다. 또한 염산 같이 위험한 물질이 더 들어간 처방은 의사들이 취급했을 것이다. 하지만 위험물이라고 면허가 없는 사람의 관심을 끌지 못하는 것은 아니다. 오히려 면허가 없는 사람들이 위험성에 대한 인식이 부족해서 사용하는데 상대적으로 더 과감해질 수도 있다.

〈보제연설〉에서 설탕이라고 한 것은 이 처방이 일본에서 들어온 후, 한반도에서 유통되었다는 것을 알려주는 단서라고 생각한다. 또한 보통 일본에서는 잔(盞)이라는 단위를 쓰는데 배(盃)라고 한 점도 그렇다고 박병희 원장이 덧붙였다. 또 코푸의 가타카나가 틀린 점도 지적했다.

동무 공은 신문물 수용에 과감했다. 벽하주가 〈보제연설〉의 부록으로 들어간 정황은 좀 더 궁리가 필요하다.

[3]

지기
知己

. . . .

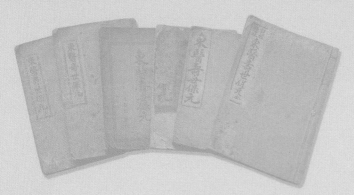

때는 기다리고만 있으면 언젠가는 오는 것인 줄만 알았다.
그런데 때를 기다리는 것이 아니라는 걸 알았다. 그것이 만약에
내게 온다면, 그건 무심코 문득 소리 소문 없이 당도하는 것이다.
세상의 모든 일이 다 때가 있고 이미 정해져 있지만,
변화는 그때에 닥치지 않으면 모른다.
나는 그간, 어떤 사정과 상황에 처해서 꿈을 버리게 되는 것이
꿈의 포기라고 자책해 왔다.
그런데 그건 헛된 욕심을 버려 버리는 일이란 것을 깨달았다.
남에게, 세상에 기대어 이루어지는 것일랑 믿지를 말고,
나 스스로 잘 할 수 있는 것을 그저 열심히 해야 한다는 것을
새삼 되뇌게 된다.

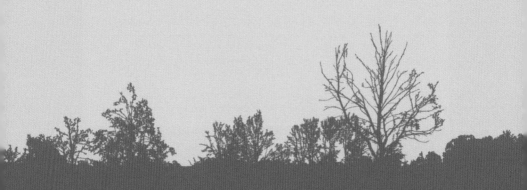

고려대학교 도서관

    2009년에 『학습 8체질의학』의 원고를 준비하던 때다. 동호(東湖) 권도원(權度杬) 선생이 했던 강의나 강연 자료를 정리하고 있었다. 권도원 선생이 『빛과 소금』 113호(1994. 8.)에 「8체질을 압시다」와 117호(1994. 12.)에 쓴 「체질과 호흡」에서, '고려대학에서 7~8년 전에 강연을 했다'고 하여 고려대학 강연에 관한 근거 자료를 찾아야겠다는 생각이 들었다.

    이리저리 수소문을 했지만 관련 자료를 구할 수가 없었다. 고려대학에서 강연을 했다면 아마도 도올 김용옥과 관련이 있을 거라는 짐작이 들었다. 1994년에서 7~8년 전이라면 1986년이나 1987년 무렵일 텐데, 도올은 1986년 4월 8일에 양심선언을 하고 1987년에는 교수직을 사퇴하였으므로 1986년일 가능성이 많았다.

    그런 후에 고려대학교 신문에 기사가 남아 있을 거라는 생각에 이르렀다. 마침 아들이 그 해에 고대에 입학을 했다. 아들이 공부하는 강의실 구경도 할 겸 아들과 약속을 하고 고려대학교에 갔다. 도서관 입구에서 자초지종을 설명하니 아들과 함께 들어가도록 허락을 해주었다. 고려대학교 도서관은 개가식이다.

고대신문(高大新聞)이 합본된 자료에서 1986년 부분을 뒤졌다. 하지만 권도원 선생의 강연과 관련된 기사를 찾지 못했다. 실망감이 컸다. 어깨를 축 늘어뜨리고 나오는데 여유 공간이 있는 서가에 반쯤 누운 작은 책이 보였다. 그 책은 그냥 자기를 발견하기를 기다렸다는 듯이, 나는 그 날 그 때에 그 책을 발견해야만 하였던 듯이 그것을 들어 올렸다. 아차, 부서질 것만 같다. 종이는 그런 상태였다. 활자 인쇄도 아니고 등사기로 밀어서 제본한 겉으로 보기에도 참 허술한 책이다.

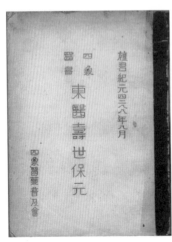

사상의약보급회관
〈사상의서 동의수세보원〉

그렇게 사상의약보급회(四象醫藥普及會)에서 1955년 8월에 펴낸 〈사상의서 동의수세보원〉을 만났던 것이다.

아들 이름으로 대출을 해서, 집에 가지고 와서 표지와 중요한 페이지 몇 쪽을 디지털카메라로 찍었다. 모든 페이지를 찍고 싶었지만 그러다가는 책이 으스러질 것 같았다. 사진을 찍고 책이 손상되

〈수세보원 壽世保元〉 들춰보기

지 않도록 포장을 했다. 도서관 관계자에게 '귀한 자료이니 잘 보관하시라'는 특별한 당부를, 아들에게 전하라고 하였다.

이 책에는 1988년 5월 25일에 신일철(申一徹 1931. 9. 14.~2006. 1. 16.) 교수가 기증하였다는 도장이 찍혀 있었다. 신 교수는 고려대 철학과에 41년간 재직했고 도올 김용옥의 은사이기도 하다. 그리고 이 책이 나온 1955년에는 권도원 선생이 사상의약보급회에서 활동을 하고 있었다. 이런저런 인연이 섞인 책인 셈이다.

사상의약보급회는 이현재(李賢在) 선생이 한국전쟁 전에 창설하였다가 전쟁 후에 사상회관(四象會館)을 중심으로 다시 활동을 재개했고, 전북지사 비서실장을 하다 1954년에 상경한 권도원 선생은 여기에 들어갔던 것이다. 이현재 선생은 1957년 4월 30일에 사상의학회(四象醫學會)를 출범시킨다. 권도원 선생은 권일봉(權一峰)이라는 이름을 쓰면서 부회장이 되었다. 그런데 이현재 선생과 함께 큰 축을 맡았던 권도원 선생은 1958년말 쯤에 체질침을 창안하면서 이현재 선생과는 다른 노선을 걷기 시작한다. 권도원 선생은 1962년에 한의사가 되었고, 체질침 논문을 들고 국제학술대회에 나가려는 꿈을 갖고 있었다.

그러다가 홍순용 선생이 1965년 4월 20일에 대한한의학회 이사장이 되고, 대한한의학회와 서울시한의사회가 공동으로 주최하는 사상의학 강좌가 연달아 열리게 된다. 사상학계의 흐름은 한의사 중심으로 넘어가는 시대였던 것이다. 1970년 4월에 발족한 사상의학 연구회의 준비를 거쳐서 1970년 5월 27일에 대한사상의학회(大韓四

象醫學會)가 창립된다. 이현재 선생은 고문으로 추대된다. 그의 시대
는 저물고 있었다.

1999년 4월 17일에 대한사상의학회는 사상체질의학회로 명칭을
변경한다. 이후에 한동안 '이현재 선생과 사상의학회'의 내용은 사
상체질의학회의 연혁에서 사라졌었다. 2010년에 『사상체질의학회
40년사』를 만들면서, '제1부 사상체질의학회 창립과 발전' 파트의
집필을 맡은 이경성 박사의 노력에 의해 이현재 선생에 관한 부분
이 복원될 수 있었다. 그때 내가 찍었던 사상의약보급회판 〈동의수
세보원〉도 40년사에 실리게 되었다.

한 가지 덧붙이자면 아직도 연혁에 남아 있는, '1945년에 최승달
선생이 이현재 선생과 함께 사상의약보급회를 결성했다는 내용'은
근거가 희박하다.

해초(海初) 최승달(崔承達)

　지난 9월에, 경희한의대 본과 3학년 학생들이 졸업작품으로 '20가지의 임상 분야'를 정해서 해당하는 학회나 임상가에 대한 자료 조사를 하고 또 인터뷰를 진행한다면서 도와줄 것을 요청하였다. 후배이고 특히나 학생을 돕는 것은 늘 즐거운 일이므로 기꺼이 승낙하였다. 그런데 본격적으로 시작을 하기도 전에 몹시 답답해졌다. 내가 공부하는 8체질의학 부분을 담당한 학생들이 조사한 내용과, 추가적으로 파악하고자 하는 질문지를 보고 그렇게 된 것이다.

　내가 본과 3학년이던 때가 1986년이니까 이 학생들은 나와 34년의 격차가 있다. 학생들이 8체질의학에 대해서 조사한 결과물과 질문지는 아주 중구난방이었다. 하지만 그렇게 된 것은 아주 자연스러운 일이다. 현재 그들의 처지가 그렇기 때문이다. 8체질론과 8체질의학은 한의대 정규과정에는 들어 있지도 않다. 그러니 내가 그들과

8체질의학을 주제로 대화를 한다면, 이것은 마치 '이세돌과 바둑을 하나도 모르는 사람이 이야기를 나누려는 것'과 같은 것이다.

성천(誠泉) 송일병

1959년에 송일병(宋一炳)은 동양의약대학(東洋醫藥大學) 한의학과에 수석으로 입학한다. 본디 고교시절에는 의대 진학을 생각했었는데, 교육계에 있던 부친이 한의대를 나와서 교수가 되어보라고 권고했다는 것이다. 그리고 대학 2학년이던 어느날 우연히 사상의학을 하던 최승달 선생을 만나게 된다. 1960년에 최승달 선생은 73세였다. 한의학과 2학년인 송일병과 최승달 선생의 나이 차이는 50년이 넘는 것이다.

운암 한석지의 《명선록》을 번역한 김달래(金達來)는, 2012년 3월 19일에 자신이 운영하는 블로그인 [냉증과 열증]에, "필자의 은사인 송일병 교수님께서도 한의대 학생시절에 최승달 노인의 집에서 우연히 이 책을 접하고 직접 대학노트에 만년필로 원문만 필사해 놓으셨고" 이렇게 적었다. 그 노인은 송일병에게 《명선록》을 베끼라고 했다. 단순한 작업은 지겨운 일이지만 혼자가 아니었다. 함께 필사를 하던 동급생이 있었다. 송일병과 동양의대 동기인 이풍용(李豊鎔)이 1983년 3월 15일자 『한의사협보(漢醫師協報)』에 쓴 '제3의 의학'에서 밝힌 날짜가 정확하다면 1960년에 최승달 선생을 만나, 한의대를 졸업할 시기가 된 1962년 12월 26일에 《명선록》을 베끼고 있었다는 말이 된다. 한의사협보가 발행된 날짜로 보면 20년이 경

〈수세보원 壽世保元〉 들춰보기

172

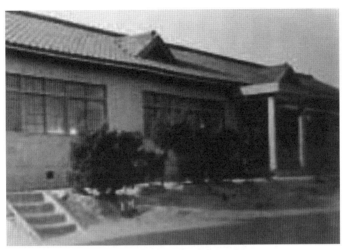

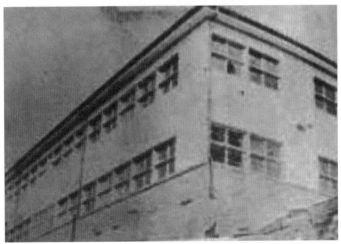

동양의약대학 본관(1955년)과 신관(1957년)
(사진출처 : 『한의신문』 1547호)

과된 일인데, 이풍용이 년도와 일자를 적시하고 있으므로 그가 이
날짜를 특별히 기억하는 이유가 있었을 것이다. 그런데 글이 진행되
면서 이진윤 선생과 〈동무자주〉를 설명한 내용으로 보면 기억이 중
첩된 것이 아닌가 하는 판단이 든다. 이진윤 선생은 1961년에 별세
했기 때문이다.

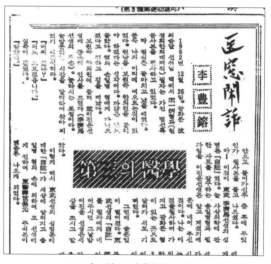

1983년 3월 15일 『한의사협보』

원광대 한의대 병리학교실에 재직했던 정우열(鄭愚悅)은 송일병
과 동양의대 동기이다. 정우열이 쓴 「한의학 100년 약사」에 동양의
대에 다니던 시절의 교과과목을 정리한 표가 있다. 사상의학 과목은
없다. 다만 내경(內經) 과목을 담당했던 한동석(韓東錫)이 동의수세
보원에 관심을 가지긴 했다. 송일병이 본격적으로 사상의학 공부에

〈수세보원 壽世保元〉 들춰보기

174

빠져든 것은 공의(公醫)를 마치고 온 1965년 이후일 것이다. 홍순용 선생이 이사장이던 대한한의학회와 서울시한의사회가 주최한 사상의학학술강좌가 11월과 12월에 연달아 개최되었고, 허탁(許鐸), 홍순용, 한동석 등이 진행한 강의에 참석했다는 것이다. 한동석의 강의를 듣던 날, 송일병은 이진윤 선생에게 받았던 〈동무자주〉를 한동석에게 전달했다고 한다.

표3. 동양의약대학(1960~1963) 교과과목과 담당교수12)

교과목	담당교수	교과목	담당교수	교과목	담당교수
한방생리	이창빈(李昌彬)	해부학	최진(崔鎭)	부인과	조명성(趙明聖)
한방병리	한세정(韓世靖)	미생물학	김정수(金晸壽)	소아과	조명성(趙明聖)
한의학원론	한승련(韓昇璉)	생화학	우원식(禹元植)	상한론	김장헌(金長憲) 박헌재(朴憲在) 왕희필(王熙弼)
본초학	백두현(白斗鉉)	정성분석	용재익(龍在益)	내과A	채인식(蔡仁植)
양방생리		약용식물학	유경수(柳庚秀)	내과B	안병국(安秉國)
양방병리	이경근(李暻根)	예방의학	허정(許程)	내과C	손석환(孫錫煥)
양방진단	이경근(李暻根)	전염병학	허정(許程)	한방진단학	권영준(權寧俊)
의사학	한승련(韓昇璉)	법의학	주정훈(朱貞勳)	침구학·경혈학	안정익(安貞翊)
약리학	한대섭(韓大燮)	내경	한동석(韓東錫)		

동양의대 교과와 교수

송일병은 1963년에 졸업한 후에 서울대에서 6개월간, 무의촌 근무를 위한 한지의사(限地醫師) 교육을 받은 후에 전라북도 완주군 화산면 보건지소장으로 파견돼 2년간 근무했다. 공의로 가게 된 것은 해당되는 명단에서 노정우(盧正祐) 선생과 이름을 바꾼 결과였다. 그 인연으로 공의를 마치고 돌아온 후에 노정우 선생 밑에서 체질의학(體質醫學) 전공으로 석사 학위를 했다. 학위 논문은 「사상의학의 약리적 고찰」이다.

의약계에서 도제식(徒弟式) 교육이라고 한다면 스승의 진료실에
서 조수로 일한다던지, 선생의 집에 들어가 살면서 허드렛일부터 시
작해서 약방에서 약재관리를 맡는다던지 하면서 기술을 배우는 형
태를 뜻할 것이다. 물론 스승에 대한 절대복종이라는 바탕이 있다.
일본의 예를 보면, 고전파(古典派)의 일원인 혼마 쇼하쿠(本間祥白
1904~1962)는 스승인 이노우에 케이리(井上惠理 1903~1967)의 문하
에서 4년간 수업한 후에 1943년 9월에 독립했다.

최영성은 2010년 10월에 『동방학』 제19집에 실은 「한국철학 연
구사에서 본 현암 이을호의 위상」에서, 이을호가 "사상의학의 대가
인 해초 최승달을 만나 그의 문하에 입문, ~ 도제식 교육을 받았다"
고 썼다. 2006년 6월에 송일병을 인터뷰한 기사를 쓴 『민족의학신
문』의 강은희 기자도 "그는 최 선생 밑에서 도제식 교육을 받았고"
라고 썼다. 최승달 선생에게 배웠던 이을호는 경성약전 학생이었고,
송일병은 동양의대에 다니고 있었다. 과연 누가 도제식 교육을 받았
다고 밝혔던 것인지 확실하지는 않다.

현암(玄菴) 이을호

이을호(李乙浩)는 1910년 10월 15일에 전남 영광에서 4대 독자로
태어났다. 세살 때 아버지를 여의었다. 1918년에 영광공립보통학교
에 입학하여 5년 과정을 수료하고, 1923년에 영광학원 중등과에 입
학하였는데 2년 후에 학교가 폐교되었다. 상경하여 1925년에 중앙

고등보통학교 2년에 편입했고 1927년에 졸업(20회)했다.

중앙고보 졸업반이던 1926년에 폐결핵을 앓았는데, 서양식 병원을 찾아다니며 치료를 받았으나 낫지를 않고 있던 때에 수동약방(壽東藥房)의 최승달 선생을 만나게 된다. 최승달 선생은 사상의학을 쓰고 있었다. 이을호는 고보 졸업 후에 1년여를 금강산에서 요양을 하면서 사상의학적인 자가치료를 했다고 한다. 이을호의 후배이며 평생지기로 낙원동에서 하숙생활을 함께 했던 철학자 정종(鄭瑽)의 증언이다.

최승달 선생은 진로를 고민하는 이을호에게 "동양의학에 대한 약학적 재검토"가 필요하다면서 경성약전(京城藥專)에 들어갈 것은 권유하였다. 1930년에 경성약전에 입학한 이을호는 재학 중에 일본 한방의학 서적과 '한방과 한약' 등의 잡지를 탐독하였다. 그러면서 한국 학생을 중심으로 사상한의학 독서회를 조직하여 최승달 선생을 초빙하여 강의를 들었다.

이을호는 "1931년에 『동의수세보원』을 만난 이후에는 자나 깨나 어느 곳에서나 수세보원 아닌 것이 없었다. 내 생애와 더불어 존재하는 양 귀중하게 간직했다. 마치 논어나 바이블을 신주처럼 모시는 심경과 다르지 않다."고 했다.

경성약전을 졸업한 후 1933년에 이을호는 고향인 영광에 호연당약국(浩然堂藥局)을 개업했다. 그러다가 1937년에 목포형무소에 투옥된 이후에 경학(經學)과 다산학(茶山學) 연구에 몰두하게 된다. 옥중에서 다양한 독서를 통해서 이제마의 사상의학에서 다산 정약용

(丁若鏞)의 여유당전서(與猶堂全書)로 전환하게 되었던 것이다.

이을호와 관련한 자료에서 보면, 스승인 최승달을 '함경도 출신이고 동무 이제마의 제자'라고 언급하고 있는 곳이 많다. 이을호는 1936년 5월 29일에 조선일보에 쓴 글에서 "지금부터 4년 전에 필자에게 사상의학을 가르쳐주신 최승돈(崔承敦) 선생"이라고 쓰기도 했고, 하버드-옌칭 연구소(Harvard-Yenching Institute)에서 돌아온 정근식(鄭根埴)을 1994년 11월에 광주 월산동 다산학연구원에서 만났을 때도, 자신을 치료해 준 사람이 최승돈이라고 말했다고 한다.

해정(海淳) 최규식

최규식(崔奎植 1930~)은 최승달 선생의 다섯 번째 아들이다. 아래의 내용은 그가 2010년 1월에 펴낸 회고록에서 찾은 것을 중심으로 쓴 것이다. 최승달 선생은 1888년 6월 24일에 황해도 옹진군 북면 화산동리에서 태어났다. 초혼에서 1남 1녀(장녀 忠誠, 장남 晙植)를 두었고, 상처(喪妻)한 후에 이형달(李亨達)과 재혼하여 4남 1녀(琮植, 明植, 鳳植, 奎植, 一誠)를 더 얻었다. 선생은 과묵했고 고요하고 근엄했다.

젊은 시절에는 기독교사상과 사회주의사상에 관심을 두었다. 1907년 가을에 개교하여 1929년 3월 13일까지 졸업생을 배출했던, 감리교 계통의 평양 협성신학교에 다녔다. 그는 성경을 항상 머리맡에 두고 살았다. 1921년에 동지들과 일본주재 미국대사관을 폭파할 계획을 세우다가 체포되어, 1921년 12월 8일에 평양복심법원에서 소위 제령(制令) 7호 위반으로 징역 1년을 선고 받고 옥고를 치렀다. 이후 40세 전후에 서울에 와서 한약종상(漢藥種商) 자격을 따고 광화문통(光化門通) 193번지에 수동약방을 냈다. 고약(膏藥)이 인기가 있었다.

수동약방에는 친한 논객들이 수시로 모여 시국을 논했다. 기미독립선언 민족대표 33인 중 한 명인 박희도(朴熙道)의 형인 박희숙(朴熙淑), 일야(一野) 정운영(鄭雲永) 등이었다. 아울러 경성약전에 다니던 이을호가 조직한 사상한의학 독서회에 나가 강의를 하기도 했다. 해방 후에 광화문에서 내수동 198번지로 수동약방을 이전하였는데, 이 집은 적산가옥으로 위당(爲堂) 정인보(鄭寅普)의 유택(遊宅)이기도 했다.

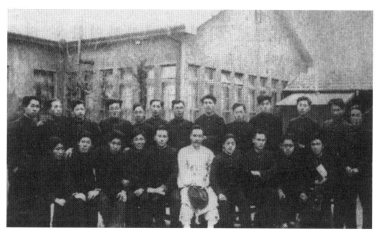

경성약전 사상한의학 독서회
가운데가 최승달 선생, 최승달 선생 왼쪽은 현암 이을호
(사진출처 : 이을호전서)

장남인 최준식은 옹진에 있다가 해방 후에 월남하여, 수동약방 일을 도우면서 최승달 선생을 모시고 살았다. 선생은 1967년 5월 11일에 작고하였다. 독립운동 공훈으로 정부는 2001년에 건국훈장 애족장을 추서했고, 2006년에 선생의 유해는 국립대전현충원 독립유공자 묘역에 안장되었다.

최린은 소음인(少陰人)이 아니다

나는 1949년에 반민특위(反民特委)가 좌절된 것이 우리 민족사의 중대한 실패요 과오라고 생각한다. 그래서 친일파라 불리는 사람들을 옹호할 생각이 전혀 없다. 다만 나는 8체질론에 따라 사람을 분석하는 학인(學人)이다.

최린(崔麟)이 쓴 약력

1962년 8월에 나온 『한국사상』 제4집과, 1971년 7월에 나온 『여암문집』 상권에 실린 최린의 자서전(自敍傳)은, 최린이 남긴 자필 원고('崔麟 自書'라고 표기된)인 약력(略歷)을 바탕으로 한 것이다. 약력 원고는 1962년 당시에 천도교 종무원장이던 군암 이우영 씨가 소장하고 있었다. 여기에는 1878년 출생부터 49세가 되던 1926년에 세계유람에 나서던 때까지의 행적이 기술되어 있다. 이것은 또 여암선

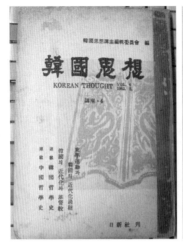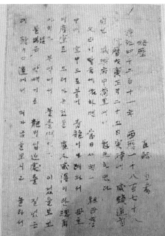

『한국사상』 제4집 /『여암문집』 상권 p. 156

생문집편찬위원회 위원장이던 한의사 주동림이, 1971년 7월 15일
에 나온『한의학(漢醫學)』제37호에도 실리게 하였다.

약력이 작성되던 시기를 최린은 '기미년으로부터 30년이 경과되
었다'고 하였으므로, 아마도 1949년 4월 20일에 반민특위에서 풀려
난 이후가 아닌가 짐작한다. 아울러 이 글은 3.1운동의 배경에 관하
여 중점적으로 쓰려던 목적이 있었다고 판단한다.

체질과 감별

어떤 한 사람의 '체질(體質 constitution)'을 말한다면 말하는 순간,
해당하는 '체질' 명칭에 그 사람에 대한 특정정보가 모두 실리게 된
다고 볼 수 있다. 8체질론에 관한 개념을 알고 있는 사람이라면 8체

질로, 태소음양으로 구분하는 사람이라면 사상인(四象人)으로, 각각 구분된 카테고리를 자신이 갖고 세운 개념에 따라 그 사람을 상상하게 될 것이다.

체질감별이라는 절차도 그렇다. 의사가 채택한 감별도구를 통해서 환자의 체질을 감별하는 때에도 그가 가진 개념이 작용한다. 그의 개념이란 상상이며 기억이고 환자의 몸을 통해 감별하는 행위는 현실이다. 이 두 가지의 결합으로 감별이 완성된다.

1898년에 함흥에 있던 보원국에서 (스물한 살의) 최린을 만난 (예순둘이던) 동무 공은, 맥(脈)을 잡고 팔다리와 피부를 만졌다. 그런 후에 시구(詩句)를 쓰게 하고 글씨를 살폈다. 마지막에는 앞뜰에 나가서 장작을 옮기게 하고 관찰했다. 이런 절차 후에 동무 공은 자신이 세운 개념에 따라 최린을 소음인이라고 판정했다.

이 일화를 '여러 가지의 체질 판단 행위'라고 받아들이는 경우도 있다. 1898년은 동무 공이 작고하기 2년 전으로, 1894년에 갑오본을 완성한 후에 《수세보원》을 개초하던 시기이다. 병증론의 소음인 편은 이미 갑오본에서 완성되어 있었다. 나는 동무 공이 최린을 판단하는 것이 어려웠던 것이라고 생각한다. 쉽게 말하자면 동무 공은 헷갈렸던 것이다. 그래서 글씨를 쓰게 하고 장작을 나르게 했다고 본다.

구체적이며 담백함
최린은 소음인 향부자팔물탕으로 고쳐지지 않을 것 같았던 병에서 벗어났다. 사상방에 감동하였다. 그래서 최린은 1904년에 조선 황실장학생으로 선발되어 도일하기 전에 1903년에는 '의료계의 일 대 복음'이라고 생각한 『동의수세보원』을 동향 친구인 한석교와 함 께 연구하기도 하였다. 최린은 당시의 상황을 있던 그대로를 보이듯 이 구체적이면서도 담백하게 서술했다. 글에 자신의 감정상태를 전 혀 개입시키지 않았다. 예를 들자면, 신기했다 놀라웠다 의심스러웠 다 힘들었다 같은 표현 말이다.

그리고 최린은 자신이 앓은 병증이 어떠했는지 밝히지도 않았다. 다만 병이 나았다고만 했다. 설사 핵심적인 내용만 간단하게 쓰려는 글이라고 하여도, 언제 어떤 이유로 인해서 (원인이 분명하지 않다면 추측으로라도) 어떤 증상으로 어떻게 불편했고 어떠한 고생을 했다 는 정도는 설명하는 것이, 치료의 결과를 더 도드라지게 만들 수 있 는 것이 아니겠는가.

목음체질(木陰體質 Cho.)인 나는(사상인 분류로는 태음인이다), 이런 내용으로 글을 쓴다면 연유와 상태 그리고 과정도 중요하다고 믿기 때문에 그렇게 결과만을 나타내지는 못한다. 그러니까 최린은 나와 는 다른 체질일 거라는 짐작이다. 소음인 향부자팔물탕이 잘 작용했 다면 최린의 병은 아마도 울증(鬱症)이었을 것이다.

소음인 최린

동무 공은 최린을 소음인으로 판정하고 처방을 했고, 그 약을 먹 고 병이 나았다. 병이 치료된 것은 결과적으로 팩트(fact)다. 그런데 나는 이 글의 제목에 '최린은 소음인이 아니다'라고 걸었다. 그렇다고 이것이 동무 공에 대한 도발은 아니다.

내가 받은 일반적인 정규교육과정을 통해서, 최린을 '민족대표 33인이다가 친일파로 변절'한 사람이라고 막연하게 알고 있었다. 그러다가 한의사가 되고 사상의학을 공부하면서 소음인이라는 정보가 추가되었다. 나와 비슷한 정보습득 과정을 거쳤을 것이라고 짐작되는 사상의학가들도 '소음인'이라는 정보를 통해서, 혹시 최린을 '나약한 변절자'로 재단하고 있었던 건 아닌지 모르겠다. '소음인 최린'을 의심 없이 받아들였다는 말이다.

최린이 소음인이 아니라면

나는 [동무 공의 친필]을 준비하면서 최린과 연관된 자료를 찾다가 그가 소음인이 아니라는 생각이 들었다.

그는 25세 때 비밀결사조직인 활빈당(活貧黨)과 혁명단체 성격의 일심회(一心會)에 가입한 적이 있을 정도로 야망이 큰 활동가였다. 또한 그가 속한 집단에서는 언제나 의협심이 강한 리더였다. 1907년(30세)에 일본유학생회 회장일 때, 조선을 굴욕적으로 표현한 국화전시회장(菊花展示會場)을 유학생들을 이끌고 습격하여 부숴버린 일도 있었다.

그런데 경영난에 처한 보성학원(普成學園)을 맡아서 관리(학교장)도 하고 보성전문에서 강의를 하기도 했던, 34세(1911년)부터 10년간 교육가의 생활은 '건조무미하고 적막'하였다고 고백하기도 하였다.

그는 처음 만난 사람의 풍모로부터 상대의 사람됨을 알아내는 직관력이 있다. 약력에 메이지대학 졸업성적이 신통치 않았음을 공개적으로 적었다. 또한 1910년에는 답답한 시국을 걱정하던 동지들과 서울에 있는 각국 공관에 불을 놓아 국제문제를 일으키자는 모의가 발각되어, 체포되어 남부경찰서에서 취조를 받을 때도 이를 감추지 않고 진술할 정도로 솔직하고 당당했다. 그리고 명분이 있는 일에는 분연히 나서는 사람이었다. 그런데 그런 일의 배경과 결과를 밝히는 데 있어서는 자신의 역할을 과장하여 표현하거나 돋보이게 드러내려고 하지는 않고 담백한 서술로 일관하였다.

동무 공은 최린의 필체(筆體)를 살폈다. 나는 최린의 문체(文體)를 보았다.

금음체질

8체질 중에서 금음체질(金陰體質 Col.)은 사상인 분류로는 태양인인데 소음인인 수양체질(水陽體質 Ren.)과 닮은 면이 있다. 내장구조(內臟構造)로 보아 그러하다. 금음체질의 내장구조는 강한 장부로부터 [金〉水〉土〉火〉木]의 순서이고, 수양체질은 [水〉金〉木〉火〉土]의 순서이다. 금(金 肝膽)과 수(水 腎膀胱)가 강한 장부이고, 화(火 心小腸)가 약한 장부인 것이 비슷하다.

동무 공이 새로 만든 태양인 처방은 아주 단출하다. 미후등식장탕과 오가피장척탕 단 둘이다. 태양인 약재도 20개 남짓이다. 그래서

<수세보원 壽世保元> 들춰보기

처방의 부족함을 느낀 사상의학 임상가들은 저마다의 방법을 모색하곤 한다.

1997년부터 사상방을 운용 중인 나는 의도적으로 금음체질 환자에게 소음인 처방을 투여한 적이 많다. 특히 소음인 울광증(鬱狂症) 처방인 팔물탕류(八物湯類)를 많이 썼다. 왜냐하면 이 처방이 금음체질과 닮은 수양체질에게 적용될 수 있는 처방이기 때문이다. 투약의 결과도 괜찮았고 패증이 난 경우는 거의 없었다.

최린의 병은 울증이었다. 그리고 수양체질에게 적용되는 향부자팔물탕으로 약효를 나타낼 수 있는 금음체질이었다. 이것이 내 궁리의 결과다.

체질(體質)과 유전(遺傳)

8체질론에서는 창시자인 권도원 선생이 체질의 유전에 대해서 명확하게 해두었다.

1983년에 완성된 「화리(火理)」, 『빛과 소금』에 연재한 칼럼, 상지대학교 강연, 1999년 10월 28일에 연세대학교 송암관에서 있었던 강연 내용을 1999년 12월에 『동방학지(東方學志)』제106집에 실은 「8체질의학론 개요」까지 꾸준하게 8체질의 유전에 대하여 말하였다. 아래와 같다.

체질은 선천적인가 후천적인가? 말할 것도 없이 그 답은 선천적이라는 것이며 그 부모의 두 체질 중의 하나를 닮는 유전인 것입니다.

If this is the case, are constitutions hereditary or

acquired? Without doubt, they are hereditary. There is a
gene that is modeled after the constitution of one of the
two parents.

권도원 선생은 금양체질(Pul.)이고 부인은 토양체질(Pan.)이다. 슬하에 2남 2녀를 두었는데, 네 명에게서 토양체질, 금양체질, 토음체질(Gas.), 금음체질(Col.)이 모두 나왔다고 알려지고 있다. 권도원 선생 가계의 사례로 보더라도 8체질의 유전은 8체질이란 각각의 기질이 개별적으로 유전되는 것이 아니라, 금.토.목.수(金.土.木.水)라는 성질이 유전된다는 것을 알 수 있다. 8체질의 근원은 사상인데 결국은 태소음양이라는 사상의 성질이 유전되는 것이다. 이로써 8체질론의 근거를 통해서 거꾸로 사상인도 유전된다는 것을 유추할 수 있다.

동무 공은 세 번 혼인했고 각 부인에게서 한 명씩 소생을 보았다. 정실 김씨에게서 아들 하나, 후실 김씨에게서 아들 하나, 마지막 김씨에게서 딸 하나를 두었다. 〈장서각 동무유고〉에는 두 아들에게 주는 「교자평생잠(敎子平生箴)」이 있다. 이 글에는 1882년 4월 18일(壬午年四月十八日)이라고 기록이 남아 있다.

첫 아들 용해(龍海 첫 이름 熊圭)는 소음인인데 용(勇)이라고 부른다. 둘째 아들 용수(龍水 첫 이름 龍岩)는 소양인이고 근(謹)이라고 부른다. 용(勇)에는 북돋는 의미가 근(謹)에는 경계(警戒)의 의미가 들어있는 것 같다.

그럼 사상의학에서는 유전을 어떻게 보는가. 1997년 4월에 나온, 전국 한의과대학의 사상의학 공통교재인『사상의학』에는 '태소음양의 유전'에 관한 독립적인 챕터나 구체적인 언급이 없다. 공식적인 규정이 없는 것이다. 사실 역대로 사상의학을 적용하는 임상의들의 유전에 관한 의견은 제각각이었다. 물론 유전이 '된다와 안 된다'로 크게 갈린다.

사상의학계에 이것을 공론화하지 못하는 무슨 속사정이 있는가. 나는 바로「사단론」10조에 기반을 둔 '사상인 장국의 형성 원리' 때문이라고 짐작한다.『사상의학』에서는 "성정의 작용이 사상인의 장부대소에 미치는 영향"이라고 하였다. 즉, 성정의 작용이 사상인의 장부대소를 형성한다는 것이다. 이 원리의 핵심은 '애노희락이 폐비간신에 선행한다.'이다.

나는 사상의학계에서 내놓은 이 원리가 잘못되었음을, 2018년 7월 19일자『민족의학신문』1150호에 쓴 [사단론의 10조에 관하여]를 통해서 밝힌 바 있다. 사실 그렇게 길게 쓸 필요는 없었다. 오늘 여기에 쓰는 것처럼 유전을 말하면 간단하게 끝나는 논쟁이었다. 내 주장의 핵심은 선천적인 폐비간신의 구조로부터 애노희락이 발현되는 것이며, 사상인의 장기대소는 천품(天稟)이므로 그 원리를 논할 수가 없다는 것이다. 내 주장이 뭐 새롭고 특별한 것도 아니고, 「사단론」23조에 분명하게 '천품으로 이미 정해진 것은 진실로 가히 논할 바가 없다(天稟之已定固無可論).'고 명시되어 있다. 즉 사상의학계와 나의 주장이 상충되는 것은 「사단론」 10조와 「확충론」 1조를 보는 해석의 차이인 것이다. 동무 공은 천품을 다른 곳에서는 쓰지 않았다. 「사단론」의 23조에 집중적으로 세 번 나오는 것이 전부이다.(太少陰陽之臟局短長 陰陽之變化也 天禀之已定固無可論 天禀已定之外又有短長 而不全其天禀者則人事之修不修 而命之傾也不可不愼也)

동무 공은 유전이란 개념을 구체적으로 표현하지는 않았지만 천품을 통해서 바로 유전을 말하고 있다고 생각한다. 그러니 사상의학계가 태소음양의 유전을 인정한다면, 1970년에 학회를 출범시킨 이후로 거의 50년 이상을 내세웠던 '사상인 장국의 형성 원리'를 용도 폐기할 수밖에는 없는 것이다. 사상의학계에서는 그런 고민이 있었던 것이 아닌가 추측한다.

사실 『동의수세보원』 안에는 '천품' 뿐만 아니라 유전에 관한 많은 시사점이 있다. 대표적인 것이 사상인의 분포 비율과 생산의 문제다. 「사상인변증론」 1조에서 태양인은 1만 명 중에 서너 명으로 지극히 적다고 했다. 그리고 5조에서 태양인의 여성은 생산을 잘 하지 못한다(鮮能生産)고 했다. 한두정 선생은 7판에서 아예 생산을 못한다(不能生産)로 못을 박았다. 태양인 여성은 생산을 잘 하지 못하고, 태양인 여성을 제외하면 더 희소해지는 태양인 남성이 태음인 소양인 소음인 여성과 사이에서 태양인을 생산할 가능성은 더 줄어들게 된다. (동무 공은 첫 부인과 두 번째 부인에게서 각각 아들을 한 명씩 낳았지만 태양인은 없었다.) 동무 공이 만약 유전과 유사한 개념을 상정하지 않았다면 굳이 생산의 문제를 꺼낼 필요는 없다. 한두정 선생이 『상교현토 동의수세보원』에서 불능생산으로 고친 것은 스승이 가졌던 그런 뜻을 더 확고하게 하려는 조치였다고 본다. 즉 불능생산이야말로 유전에 대한 강력한 시사인 것이다.

그렇다고 사상의학계가 그동안 유전에 대해서 무관심했던 것은 아니다.

조황성은 1998년에 『사상의학회지』에 실은 「사상체질과 유전학」에서 동시대를 살았던, 유전학을 주창한 멘델(1822~1884)과 사상인론을 창안한 이제마(1837~1900)를 비교하였다. 멘델의 법칙과 이제마의 사상인론은 "유전이라는 공동의 목표를 추구한다."고 하였고, "유전적 입장에서 체질은 불변하고 선천적인 것이며 일생동안 변하지 않는다."고 하였다. 유전학에서 말하는, '생물이 갖는 신체적 특징의 개략으로 모든 개체의 유전자가 통합적으로 발현한 최종 결과이며 최종 생성물인 표현형'이란 사상인 변증에서 '외형적 조건'과 같다고 보았다. 그는 「사단론」 1조의 "人稟臟理 有四不同"을 체질이란 타고날 때 가지고 태어나는 것으로 태소음양의 선천성을 규정한 것이라고 하였다. 그는 '체질은 유전되고, 부모와 자손간의 유전에서 부모의 체질 외에 다른 체질은 발현하지 않는다.'고 하였다.

사상체질 가계도를 작성하고, 가계 구성원의 생화학적 지표를 분석하고, 또 유전적인 인자를 조사하는 연구가 있다. 이를 통해서 사상인의 유전학적인 유사성과 차이점을 규명하려는 노력이다. 하지만 이것은 조사 대상이 되는 인물에 대한 체질감별이 정확해야 한다는 조건이 담보되어야 한다. 그것을 어떻게 객관적으로 검증할 것인가. 이것이 맹점이라고 생각한다. 또한 특정한 모집단의 태소음양을 감별한 후에 혈액을 통해서 여러 가지 유전적인 지표를 분석하는 연구도 있다. 그런데 이런 연구에서 일부, (사상학계 내부에서도 신뢰도가 낮아진) QSCCⅡ 설문지를 이용하여 사상인 감별을 시행하고 있기도 하다.

결국 연구의 핵심은 정확한 체질 진단에 의한 대상군의 설정이다.

재미있는 연구로는 1999년에 『사상체질의학회지』에 실린 「남자 음경과 여자 유방의 체질별 크기에 관한 연구」가 있었다. 연구자는 당시에 상지대학교 한의과대학 본과 4학년 학생이었다.

한국한의학연구원에서 2005년에 「미래사회의 전망과 한국의 과학기술」이라는 보고서에서 "사상 또는 팔상 기질을 분석하는 유전자 분석법이 규명된다."고 전망했다. 또한 사상의학에 근거한 체질 진단기술 및 체질 맞춤약물 개발을 목표로 2006년 11월부터 2015년 11월까지 10년간 이제마 프로젝트가 추진되었다. 과학기술부와 한의학연구원이 진행한 이 프로젝트는 사상체질 진단기기와 사상체질의 생물학적 특성 연구, 체질약물 개발 및 실용화, 사상체질 정보은행 구축사업 등을 주요 사업계획으로 잡았었다. 그런데 막대한 자금이 투입된 이 프로젝트를 통해서 과연 체질진단 부분에서 뚜렷하고 실효성 있는 결과물이 도출되었는지는 의문이다.

권도원 선생도 체질감별을 위한 맥진기 개발에 연이어 실패한 이

후에, 유전자 분석을 통한 체질감별법에 관심을 두었다고 한다. 하지만 유효한 결과를 얻었다는 소식은 아직 없다.

유전자에 대한 관심은 '체질은 유전된다'는 공감대에서 출발하는 것이다. 『사상의학』 교과서가 나온 지 이미 많은 시간이 경과했으니, 그동안의 연구 성과와 임상가에 축적된 경험을 바탕으로 하여, 개정판에서는 유전에 관한 명확한 견해와 규정이 들어가기를 바란다.

8체질의 유전이든 태소음양의 유전이든 체질의학에서 유전을 얘기할 때, 동무 공이 설정한 폐비간신의 폐와 간 그리고 비와 신이라는 길항구조는 아주 강력하다. 이것은 사상인의 용모와 성정, 생리와 병리, 병증과 용약에 이르기까지 사상인론과 사상의학 전체를 통할(統轄)하는 구조이다. 폐비간신이라는 구조는 동무 이제마 철학의 가장 위대한 성취라고 생각한다. 그리고 8체질론은 근본적으로 이것에 빚지고 있다.

소증(素證)

소증이라는 용어는 동무 공의 저작 중에서 『동의수세보원』의 「병증론」에서만 보인다. 소증과 비슷한 표현으로 소유(素有), 소병(素病)이 있는데, 세 표현 모두 '본디 소'와 연관되어 나타내고자 하는 의미는 서로 비슷하다. 소증과 소유는 평소에 잘 나타나는 증상의 상태를, 소병은 그런 병증의 경향성을 표현한 것이다.

태음인 「위완수한표한병론(胃脘受寒表寒病論)」의 조문 8-1-10에는 세 용어가 모두 등장하므로, 동무 공이 이 용어들을 왜 구분해서 썼는지 이 조문을 통해서 각각의 쓰임을 알 수 있다.

8-1-10
嘗治太陰人胃脘寒證瘟病
有一太陰人 素有怔忡無汗氣短結咳矣

忽焉又添出一證泄瀉數十日不止　即表病之重者也　用太陰調胃湯加樗根皮一錢　日再服十日

泄瀉方止　連用三十日　每日流汗滿面　素證亦減

而忽其家五六人一時瘟疫　此人緣於救病　數日不服藥矣　此人又染瘟病瘟證

粥食無味全不入口　仍以太陰調胃湯加升麻黃芩各一錢　連用十日　汗流滿面疫氣少減

而有二日大便不通之證　仍用葛根承氣湯　五日

而五日內粥食大倍　疫氣大減而病解

又用太陰調胃湯加升麻黃芩　四十日調理　疫氣旣減　素病亦完

일찍이 태음인 위완한증의 온병을 치료한 적이 있다.

태음인 한 사람이 평소 심장이 두근거리고 땀이 나지 않으며 숨이 가쁘고 목에 이물감이 있었다.

문득 한 증상이 더 생겼는데 설사가 수십 일간 멈추지 않고 계속되었다. 표병이 위중해진 것이다. 태음조위탕에 저근피 1돈을 더 넣어서 하루에 두 번씩 10일을 먹게 했더니 설사가 서서히 멈췄다. 연이어 30일을 썼더니 매일 얼굴에 땀이 가득 흘러내리면서 평소 증상들도 역시 줄었다.

그러다 갑자기 그 집의 5,6명이 한꺼번에 온역에 걸렸다. 이 사람이 병간호를 하느라 며칠동안 약을 먹지 못했다. 그래서 이 사람도 온병에 감염되었다.

죽을 먹는데 맛을 못 느끼고 입 안으로 들어가지가 않았다. 이에 태음조위탕에 승마와 황금을 각각 1돈을 넣어서 10일을 연이어 주었다. 땀이 얼굴 전체로 흐르고 역기가 조금 줄었다.　　그런데 이틀간 대변이 통하지 않았다. 그래서 갈근승기탕을 5일 먹였다.

　5일 이내에 죽을 배로 크게 먹더니 온역기가 크게 줄고 병도 풀렸다.

　그래서 다시 태음조위탕에 승마와 황금 넣은 것으로 40일간 조리하였다. 역기는 이미 줄었고 소병도 역시 끝났다.

　이 태음인은 평소에 심장이 두근거리고 땀이 나지 않으며 숨이 가쁘고 목에 이물감이 있었는데(素有怔忡無汗氣短結咳), 이것이 소증이다.(素證亦減) 그리고 소병은 온병이 생기기 전에 있었던 병을 말한다.(疫氣旣減 素病亦完)

　　大凡瘟疫先察其人素病如何 則表裡虛實可知已
　　素病寒者 得瘟病則亦寒證也 素病熱者 得瘟病則亦熱證也
　　素病輕者 得瘟病則重證也 素病重者 得瘟病則險證也
　　대개 온역에 걸리면 먼저 그 사람의 소병이 어떤지 살펴야 한다. 그러면 병의 표리와 허실을 알 수 있다.

　소병이 한증인 사람이 온병을 얻으면 역시 한증이고. 소병이 열증인 사람이 온병을 얻으면 역시 열증이다.

　소병이 가벼운 사람이 온병에 걸리면 중증이 되고, 소병이 중한 사람이 온병에 걸리면 험증이다.

소병은 온병과 비교하여 말하기 위해서 소병이라고 한 것이다. 소병은 평소에 병이 들면 나타나는 병증의 경향성을 표현했다. 즉 한증경향인가 열증경향인가이다. 결국 체질적인 경향성인 셈이다. 소병이 한증이면 온병이 한증으로 소병이 열증이면 열증으로 오고, 소병의 경중 정도에 따라 온병을 얻으면 중증과 험증이 된다는 것이다.

지금 「병증론」 조문을 다시 살펴보니 소증과 소병이 동무 공의 독창적인 용어이긴 하지만 이것을 특별히 중요하게 사용했다고 보기는 어렵다. 그런데 이 대목에서 사상인의 질병 특성이 한증경향을 가진 그룹과 열증경향을 가진 그룹으로 나뉜다고 동무 공이 직접 언급해 놓았다는 것이 중요하다. 태소음양인을 여덟 가지로 그룹핑할 수 있다는 근거를 제공했던 것이다. 그리고 체질적인 구조대로 병이 생긴다는 단서도 있다.

소양인 「비수한표한병론(脾受寒表寒病論)」의 조문 7-1-44에 보이는, 소양인 17세 환자의 소증 설명은 식체복통은 자주 있고 간혹 딸꾹질이 함께 나타난다는 것이다. 평소 자신에게 맞지 않는 식생활을 하고 있었다고 추측할 수 있다. 이때의 딸꾹질은 알레르기 반응일 수 있다고 나는 추리했었다.(『8체질론으로 읽은 동의수세보원』 p.84)

소음인 「신수열표열병론」의 조문 6-1-32에서는 소음인 열한 살 아이의 망양병에 대해서 말했다. 이 아이는 평소에 노심초사하는데 소증이 때때로 설사하는 것에 근심이 된다는 것이다. 그래서 매번

밥 먹을 때가 되면 얼굴에 땀이 가득 흐른다는 것이다. 평소에 먹은 것이 탈이 나서 자주 설사를 했으니 밥 먹는 것이 아이에게 근심이 되었던 것이다. 이 아이 역시 식생활이 부적절했다는 증명이다.

호흡기액(呼吸氣液)

우리는 잠들어 있을 때라도 숨 쉬는 것을 쉴 수가 없다. 호흡은 살아 있다는 징표이다.

기액

동무 공은 『동의수세보원』의 「사단론」 조문 2-11에서 폐비간신의 기를 말했다.

「四端論」 2-11

肺氣直而伸 脾氣栗而包 肝氣寬而緩 腎氣溫而畜

그런 다음에 2-12에서 간폐의 기능은 호흡기액으로, 신비의 기능은 출납수곡으로 대비하여 규정하였다. 폐는 내쉬고(呼) 간은 들이 마시며(吸), 비는 받아들이고(納) 신은 내보낸다(出).

「四端論」2-12

肺以呼 肝以吸 肝肺者呼吸氣液之門戶也 脾以納 腎以出 腎脾
者出納水穀之府庫也

이때 수곡(水穀)은 입으로 들어가는 음식물이라는 것이 쉽게 알아
지는데, 기액(氣液)이라는 용어는 좀 생소하다. 이을호 선생은 『사상
의학원론』에서 기액의 기를 공기로 액은 혈액이라고 했는데, 기와
액을 분리해서 보면 맞다. 하지만 동무 공은 기액을 하나로 합쳐 새
로운 의미로 썼다고 본다. 그러면서도 기액의 개념을 자세하게 제시
하지는 않았다.

동무 공이 우리 몸에서 산소(O_2)와 이산화탄소(CO_2)가 호흡과 혈
액을 통해서 교환되는 기전에 대한 지식이 있었는지 알 수는 없다.
「사단론」 조문 2-12에서 간폐가 기액이 호흡되는 문호라고 표현한
것은, 기관(氣管/肺)과 혈관(血管/肝)을 통한 산소의 유통과정, 즉 산
소의 공급과 이산화탄소의 배출을 말한 것이라고 생각한다. 그것을
압축해서 기액이라고 쓴 것이다.

원래 기액이란 용어는 도가계열에서 도입되었다. 양상선의 『황제
내경태소』에 나오고, 유완소가 현부기액(玄府氣液)이라고 쓴 용례도
있었다. 동무 공은 아마도 이것을 알고 있었을 것이다. 그리고 늘 그
러하듯이 출전 속의 본디 의미와는 다르게 자신만의 뜻을 부여했다.

그리고 원고에 직접 기액이라고 쓰기까지 오래도록 생각을 굴렸다.

수곡과 기액

동무 공이 남긴 원고 중에서 상대적으로 시대가 앞섰다고 판단되는 《사상초본권》부터 보건성본 《동무유고》 그리고 『동의수세보원』 구본까지 시대를 따라, 폐간과 비신을 대조하여 설명한 내용을 살펴보면 동무 공이 생각한 흐름이 보인다.

《四象草本卷》原人 5-10

脾以納 腎以出 脾腎者 出納水穀道之府庫也 肝以充 肺以散 肝肺者 散充氣道之門戶也

《東武遺稿》

肺以開 肝以闔 肺肝者 開闔之門戶也 脾以納 腎以出 脾腎者 出納之府庫也

（太陰人）肺之病 闔氣多而開氣少（太陽人）肝之病 開氣多而闔氣少

（少陰人）脾之病 降氣多而升氣少（少陽人）腎之病 升氣多而降氣少

脾化水穀 而腎汰糟粕 脾腎者 出納之府庫也 肺通神氣 肝守血液 肺肝者 開閉之門戶也

『東醫壽世保元』「四端論」 2-12

肺以呼 肝以吸 肝肺者呼吸氣液之門戶也 脾以納 腎以出 腎脾
者出納水穀之府庫也

폐간과 비신의 작용 변화

구분	《초본권》	보건성본《동무유고》			「사단론」
肺肝	散充	開闔	開闔	開閉	呼吸
	氣道			神氣/血液	氣液
脾腎	出納	出納	升降	出納	出納
	水穀道			水穀/糟粕	水穀

비신과 수곡에 관한 개념과 내용은 거의 변하지 않았다. 음식물이
입으로 들어와서 소화되고 항문을 통해서 배출되는 소화관(消化管
GI track)의 활동은 비교적 명료하다. 그것이 신과 비가 담당하는 출
납기능이라는 것이다. 여기에 비기는 올리고 신기는 내린다는 승강
(升降) 개념이 추가되었다.

폐와 간의 기능은《사상초본권》에서 기도를 통해서 펼치고 채운
다는 개념으로 시작해서,《동무유고》에서는 열고 닫는 개념으로 변
화했고, 폐는 신기(神氣)를 통하게 하고 간은 혈액을 지키면서 역시
열고 닫는 역할을 수행한다고 보았다. 여기에 나온 신기와 혈액이
합쳐져 「사단론」에서 기액으로 변했고 폐와 간의 기능은 호흡으로
수정되었다.

동무 공은 폐간과 비신의 호흡출납으로 인체의 생명활동을 축약
하여 표현한 것이다.

앞뒤의 연결

동무 공은 「성명론」 37조에서 이 논편의 결론 삼아서 책심을 말했는데 이것은 이어지는 「사단론」의 애노희락과 연결된다. 애노희락의 성질과 애노희락의 승강이 몸에 어떤 영향을 끼치는지 설명했다.

「性命論」1-37

存其心者 責其心也

「四端論」2-13

哀氣直升 怒氣橫升 喜氣放降 樂氣陷降

「四端論」2-14

哀怒之氣上升 喜樂之氣下降 上升之氣過多則下焦傷 下降之氣過多則上焦傷

「사단론」 10조에서는 사상인의 장국에서 표출되는 성정의 특성을, 이어지는 「확충론」 1조에 연결한다. 이 조문은 사상인에서 애노희락의 성과 정에 관한 규정이다.

「四端論」2-10

太陽人 哀性遠散而怒情促急 哀性遠散則氣注肺 而肺益盛 怒

情促急 則氣激肝 而肝益削 太陽之臟局 所以成形於肺大肝小也

「擴充論」3-1

太陽人 哀性遠散而怒情促急 哀性遠散者 太陽之耳察於天時 而哀衆人之相欺也 哀性非他聽也 怒情促急者 太陽之脾行於交遇 而怒別人之侮己也 怒情非他怒也

「사단론」12조는 「장부론」 2조에 앞서서 나왔다고 생각한다. 「장부론」에서는 사장과 사부 그리고 사초의 부위를 규정하고, 수곡의 통로로서 사부(四腑)는 온열량한지기(溫熱凉寒之氣)를 생성한다고 하였다. 그리고 이것을 바탕으로 인체의 생명활동이 영위되는 기전을 동무 공은 독창적인 개념과 용어를 반영한 구조체계를 통해 밝혔다.

「四端論」2-12

肺以呼 肝以吸 肝肺者呼吸氣液之門戶也 脾以納 腎以出 腎脾者出納水穀之府庫也

「臟腑論」4-2

水穀自胃脘而入于胃 自胃而入于小腸 自小腸而入于大腸 自大腸而出于肛門者 水穀之都數 停畜於胃而薰蒸爲熱氣 消導於小腸而平淡爲凉氣 熱氣之輕淸者 上升於胃脘而爲溫氣 凉氣之質重者 下降於大腸而爲寒氣

동무 공은 이렇게『동의수세보원』권지일(卷之一)의 네 논편이 앞 뒤로 맞물리며 연결되도록 조문을 조합하고 배치하였다고 생각한다.

태양인을 위한 처방

동무 공이『동의수세보원』에서 태양인의 새로운 처방으로 제시한 것은 단 두 개다. 해역(解㑊)에 쓰는 오가피장척탕과 열격(噎膈)에 응 용하는 미후등식장탕이다. 동무 공은, 해역은 태양인의 요척병으로 아주 중한 병증이라고 했고, 열격은 태양인의 소장병으로 이 또한 매우 위중하다고 했다. 해역은 표증이고 열격은 이증이라 둘을 비교 한다면 열격병이 해역병보다 더 위중하다고 했다.

新定太陽人病應用設方藥二方

五加皮壯脊湯

五加皮 四錢 木瓜 青松節 各二錢 葡萄根 蘆根 櫻桃肉 各一錢 蕎麥米 半匙 青松節闕材則以好松葉代之 此方治表證

獼猴藤植腸湯

獼猴桃 四錢 木瓜 葡萄根 各二錢 蘆根 櫻桃肉 五加皮 松花 各一錢 杵頭糖 半匙 獼猴桃闕材則以藤代之 此方治裏證

「太陽人內觸小腸病論」

日否太陽人噎膈病太重於解㑊病 而怒心所傷者太重於哀心所 傷也 太陽人哀心深着則傷表氣 怒心暴發則傷裡氣 故解㑊表證以

戒哀遠怒兼言之也

　태양인도 물론 오한 발열 신체동통 같은 외감 증상과 복통 장명 설사 이질 같은 내상증이 있다. 하지만 태양인이 이런 증상을 보인다면 비교적 쉽게 치료될 수 있다고 동무 공은 말했다. 사실 동무 공이 태양인이 희소하다고 규정한 이면에는, 옛 서적에 기록된 자료가 아주 적기도 했지만, 상대적으로 태양인에 대한 병과 약의 경험이 부족했다는 고백이 들어 있다고 짐작할 수 있다.

　　新定太陽人病應用設方藥
　　論曰 藥驗不廣者 病驗不廣故也 太陽人數從古稀少 故古方書中所載證藥亦稀少也

　그런데 이 두 병증은 약 처방보다 마음을 다스리는 것이 우선이다. 반드시 그런 후에 병이 나을 수 있다. 이것은 동무 공 자신의 투병 경험을 통한 절절한 깨달음이다. 젊은 시절에 열격병을 얻어서 6-7년간 계속 가래거품을 토해냈다. 그런 후에 수십년간 마음을 다스리고 음식을 절제해서 다행히 요절을 면하게 되었다고 하였다.

　　「太陽人外感腰脊病論」
　　必戒深哀遠嗔怒修清定 然後其病可愈 此證當用五加皮壯脊湯

「太陽人內觸小腸病論」

必遠嗔怒斷厚味 然後其病可愈 此證當用獼猴藤植腸湯

余稟臟太陽人 嘗得此病六七年嘔吐涎沫 數十年攝身倖而免夭

錄此以爲太陽人有病者戒 若論治法一言弊 曰遠嗔怒而已矣

간의 무리

두개골과 척주(脊柱)로 이루어지는 몸의 기둥은 두뇌(頭腦) 배려(背膂) 요척(腰脊) 방광(膀胱)으로 나뉜다. 이때 방광은 오줌보(bladder)가 아니고 골반(pelvis)이다. 이 넷은 각각 폐비간신에 배속된다. 그리고 사부는 위완위소장대장(胃脘胃小腸大腸)이다. 그래서 요척과 소장은 간에 속한 무리다.

「臟腑論」4-6

水穀凉氣 自小腸而化油 入于臍 爲油海 油海者油之所舍也 油海之淸氣出于鼻 而爲血 入于腰脊而爲血海 血海者血之所舍也 血海之血汁淸者內歸于肝 濁滓外歸于肉 故小腸與臍鼻腰脊肉 皆肝之黨也

『동의수세보원』에서 태양인 부분은 1894년에 완성한 구본에서 전진하지 못했다. 병증론의 편명을 통해서도 드러나듯이 다른 병증론에 비해서 이론적 체계나 개념의 완성도 면에서 취약할 수밖에는 없다. 특히 동무 공이 제시한 12개 약재와 두 종류의 처방은 그의 의학 초기의 인식으로부터도 두드러지게 발전하지 못했다.

《사상초본권》에는 태양인 표증에 쓴 건시탕이 있다. 건시 오가피 교맥이 각 3돈씩 들어가는데 외감약에 가깝다. 오가피장척탕은 이 처방이 발전한 것이다. 태양인 이증에 사용한 초기 처방은 미후도탕 이다. 미후도와 포도가 3돈 모과가 2돈으로 중심이고 백작약과 생 감초가 1돈씩 더 들어간다. 미후등식장탕은 이 미후도탕을 개량한 것이다.

《四象草本卷》太陽人藥方 15-1
乾柿湯 治太陽人表證
乾柿 五加皮 蕎麥 各 3錢

《四象草本卷》太陽人藥方 15-2
獼猴桃湯 治太陽人裏證
獼猴桃 葡萄 各 3錢 木果 2錢 白芍藥 生甘草 各 1錢

동무 공의 의약 초기 용약법은 사상인의 보명지주(保命之主)를 보 하는 방법이었다. 소음인에게는 사군자탕, 소양인에게는 육미탕, 태 음인에게는 생맥산을 쓰는 식이었다. 동무 공이 정리한 사상인 약성 가에서 소음인에게 인삼은 보비화비(補脾和脾)하고 백출은 건비직비 (健脾直脾)하고 자감초는 고비입비(固脾立脾)한다고 하였고, 소양인 에게 숙지황은 보신화신(補腎和腎)하고 산수유는 건신직신(健腎直腎)

하고 복령은 고신입신(固腎立腎)한다고 하였으며, 태음인에게 맥문동은 보폐화폐(補肺和肺)하고 오미자는 건폐직폐(健肺直肺)하고 사당(砂糖)은 고폐입폐(固肺立肺)한다고 한 것이 그런 뜻이다.

「少陽人脾受寒表寒病論」

伊時經驗未熟 但知少陽人應用藥六味湯最好之理 故不敢用他藥

《東醫壽世保元》舊13-8

太陰人 以呼散之氣爲保命之主故 腦𩔖胃脘爲本而腰脊小腸爲標

太陽人 以吸聚之氣爲保命之主故 腰脊小腸爲本而腦𩔖胃脘爲標

아쉽게도 태양인 약재는 약성가로 정리되지 못했다. 그런데 동무 약성가에 들어간 글자에서 곧을 직과 군셀 장에 주목해 보았다.

곧을 직은 예를 들어 소음인의 백출이 건비직비한다는 것이다. 백출이 소음인에게 비를 튼튼하게 하고 바르게 하는 약이라는 뜻이다. 군셀 장이 쓰인 것은 예를 들어 태음인의 산약에 대해서 장폐이유내수지력(壯肺而有內守之力)이라고 설명했다. 태음인에게 산약은 폐를 군세게 하고 안으로 지키는 힘이 있다는 의미다.

태양인 오가피장척탕 이름에서 군셀 장이 이와 같은 뜻이다. 즉 태양인의 요척을 군세게 하는 처방이다. 요척에는 혈해가 있다. 그것은 간의 근본이다.

「臟腑論」4-15
腰脊之血海 肝之根本也

「四象人辨證論」11-2
太陽人體形氣像 腦傾之起勢盛壯而腰圍之立勢孤弱

미후등식장탕에서 장(腸)은 분명히 소장이다. 그렇다면 소장을 식(植)한다니 무슨 뜻일까. 심을 식 또는 세울 식은 나무 목과 곧을 직으로 이루어진 글자다. 곧게 바로 세운다는 의미를 가졌다. 위에서 소음인의 백출을 설명했던 곧을 직과 통한다. 그러니 식장이란 소장을 튼튼하게 하고 곧고 바르게 한다는 뜻이라고 볼 수 있다.

소장

동무 공은 전통 한의학의 장상론과 다르게 사초(四焦)로 구분한 간당(肝黨)에 소장을 넣었다. 그리고 신당에 대장을 넣었다. 또 폐당에 들어간 위완은 밥통이 아니고 식도이다. 소장을 간의 짝으로 선택한 특별하고도 절묘한 이유가 있다고 생각한다. 기액과 수곡의 호흡출납을 연결해주는 키가 바로 소장인 것이다. 「사상인변증론」 14조에 사상인의 완실무병이 나온다. 태양인은 소변이 왕성하게 많이 나오면 건강하다는 것이다. 그런데 왜 소변일까. 이것은 태음인의

보명지주는 호산지기(呼散之氣)이고 태양인의 보명지주는 흡취지기
(吸聚之氣)라는 대목과 연관해서 보아야 한다. 태음인은 땀이 시원하
게 잘 통하면 건강하다고 했다.

태음인은 본디 위완의 호산하는 기운이 부족하고 태양인은 소장
의 흡취하는 기운이 부족한데, 그 부족한 기능인 땀과 소변 배출이
잘 수행되고 있다면 건강하다는 것이다.

「四象人辨證論」11-14

太陽人 小便旺多則完實而無病 太陰人 汗液通暢則完實而無病

少陽人 大便善通則完實而無病 少陰人 飮食善化則完實而無病

「태양인내촉소장병론」에는 흥미로운 문답이 등장한다. 이것은 아
마도 서로 다른 세 제자의 질문에 대한 동무 공의 답변이었을 것이
다. 첫 번째 문답은 열격반위에 대한 주진형의 이론을 동무 공이 평
가한 것이고, 두 번째는 열격병과 해역병이 왜 태양인만의 질병인지
에 대한 것이며, 세 번째는 해역병과 열격병의 치법에 차이가 있는
이유를 물어 온 것에 동무 공이 열격병이 해역병보다 중한 병증이
라 그렇다고 답변한 것이다. 태양인의 애성(哀性)은 코(鼻)와 요척기
(腰脊氣)를 상(傷)하게 하고, 노정(怒情)은 간과 소장기를 상하게 한다
는 것이다.

동무 공은 태양인의 열격반위를 설명하면서, 주진형은 열격반위
를 혈액이 모두 소모되고 위완이 마르게 된 것이 원인이라고 보았

는데, 이 병은 단지 건고(乾槁)만의 문제가 아니고 내뿜는 기운이 너무 세고 빨아들이는 기운은 부족한 것이 함께 작용한 결과라고 보았다. 이 단락에서 소장의 역할에 대한 아이디어를 단편적으로 엿볼 수 있다. 폐비간신의 호흡출납을 수곡에서는 대장과 위, 기액에서는 소장과 위완의 출납과 호흡으로 변형시켜서 쓰고 있다.

소장이 기액의 음량지기(陰凉之氣)를 흡(吸)한다는 것이다.

「太陽人內觸小腸病論」

問 朱震亨論噎膈反胃 曰血液俱耗胃脘乾槁食物難入 其說如何

曰 水穀納於胃而脾衛之 出於大腸而腎衛之 脾腎者出納水穀之
府庫 而迭爲補瀉者也

氣液呼於胃脘而肺衛之 吸於小腸而肝衛之 肺肝者呼吸氣液之
門戶 而迭爲進退者也

是故

少陽人 大腸出水穀陰寒之氣不足 則胃中納水穀陽熱之氣必
盛也

太陽人 小腸吸氣液陰凉之氣不足 則胃脘呼氣液陽溫之氣必
盛也

胃脘陽溫之氣太盛 則胃脘血液乾槁其勢固然也 然非但乾槁而
然也 上呼之氣太過而中吸之氣太不支 故食物不吸入而還呼出也

동무 공에게 좀 더 많은 시간과 태양인 환자에 대한 임상경험이 허락되었다면 우리는 전혀 다른 태양인병증론을 만났을런지도 모른다. 그러나 애석하게도 다른 병증론이 신본에서 표리와 한열로 구분된 것에 반해서 태양인편은 1894년에 외감병과 내촉병으로 멈추었다. 호흡기액을 더 파고들기도 그렇다고 말기도 애매한 이유이다.

〈수세보원〉 들춰보기

　내가 쓰는 글을 간간이 톡을 통해서 보여주는 대학교 1년 후배가 있다. 그는 글을 읽을 때마다 들추지 말라고 제발 좀 덮으라고 나를 말린다. 하지만 나는 그의 만류를 들어 먹은 적이 없다. 그가 말릴 때마다 오히려 더 들추고 싶어지기 때문이다. 책 제목이 「들춰보기」가 된 것은 이런 연유이다. 공부하는 사람이 가져야할 기본적인 태도는 호기심이고, 호기심이 생기면 자연스럽게 들춰보기 마련인 것이다.

　책 제목에서 〈수세보원〉은 1901년(신축년)에 출간된 『동의수세보원』을 특정하여 지칭하는 것이 아니라, 동무 공의 저술 전반에 대한 상징적인 의미이다. 사상의학(또는 체질의학)은 동무 공에게서 발원했으니 〈수세보원〉 들춰보기는, 사상의학의 역사에서 잊히고 소홀히 다뤄졌던 부분을 발굴하고 세간에 잘못 알려진 것을 교정하는 작업이라고 의미를 부여했다.

사실 아래의 내용은, 뒷담화의 재료로 남겨둘 만한 것인데 이번에는 자초지종을 정확하게 써놓아야겠다는 생각이 든다. 이런 쪽으로 관심을 두게 된 출발은 「홍순용 선생과 보원계」였다. 그 글을 중심으로 스물아홉 편을 엮어서 『8체질론으로 읽은 동의수세보원』이 나온 게 2020년 5월 30일이다. 2019년 6월에 작고하신 오라버니를 이어서 내 책을 내고 있는 행림서원의 이정옥 대표가 2020년 세종도서 학술부문에, 2019년 10월 20일에 나온 『시대를 따라 떠나는 체질침 여행』을 출품했다. 세종도서는 좋은 책을 내는 출판사를 격려하기 위한 행사이다. 대한민국학술원 우수도서 선정에서는 탈락해서 실망이 크던 차에, 7월 27일에 결과가 공고되었다.

　　심사위원이 공개되었기에 보니, 부산대학교 한의학전문대학원의 하기태 교수였다. 물론 모르는 사이다. 그래도 책을 잘 보아주셔서 감사하다는 의미로 이정옥 대표에게 부탁해서 5월에 나온 책을 보냈다. 그러다 9월 하순에 부산대 한의전의 신상원 교수에게서 연락이 왔다. 11월 20일에 창원시에서 개최되는 「동무 이제마의 삶과 창원」 학술 심포지엄에 토론자로 초청하고 싶다는 것이다. 뜬금없이 이게 무슨 소리인가. 나중에 알았다. 하기태 교수는 받은 책 중에서 하나를 평소에 사상의학에 관심을 가진 한의전 원장 권영규 교수에게 주었다. 권 교수는 책을 읽고 느낀 바가 있어서 학술대회 실무 섭외를 맡고 있던 신 교수에게 책의 저자를 섭외하라고 권고했다는 것이다.

　　사실 나는 사상의학 전공도 아니고 학위도 없다. 그래서 초청을 받은 사실이 즐겁기도 하면서도 좀 막막했다. 토론자는 크게 신경 쓸 것 없는 자리이니 편하게 오면 된다고 했지만 말이다. 그래도 무언가 한 마디를 해야 할 것 같고 나만의 얘기를 하고 싶었다. 자료를 찾다가 최린이 받은 처방전 그림파일을 발견했다. 그것을 토대로 자료를 확장하고 글을 꾸몄다. 세 편을 써서 학술대회가 열리기 전에 두 편을 미리 『민족의학신문』을 통해 발표했다. 내가 택한 주제는 「동무 공의 친필」이었다. 혼자의 생각으로도 나름대로 성과가 있었다. 11월 20일 당일 새벽에 수서에서 출발해서 양산(물금)에 가서 권영규 교수를 만나 함께 창원으로 갔다.

주최 측인 창원시와 세 명의 발표자들이 시간을 많이 소비해서, 맨 뒤에 토론 파트에서 남은 시간은 20분 남짓이었다. 토론의 좌장을 맡은 부산대 한의과학연구소의 임병묵 교수가 토론을 시작하기 전에 나를 불렀다. 내가 미리 보낸 자료를 읽어보았더니 꽤 흥미로운데 토론에서 그것을 말할 거냐는 것이었다. 나는 사실 그것을 말하려고 거기에 간 것이었으니, 양해만 해준다면 그러고 싶다고 했다. 그랬더니 그러라는 것이다.

말주변은 없지만 내게 할애된 10분을 충실하게 썼다. '창원시는 한국전쟁 기간 중에도 상대적으로 피해가 적었던 지역이니, 혹시 동무 공이 진해현감 시절에 이 지역에 남겨둔 자료가 있을지도 모른다. 그것을 창원시에서 발굴하면 좋겠다'는 뜻을 전달했다. 그리고 밤늦게 집에 도착했다.

이후로 〈수세보원〉과 관련한 글을 잇달아 쓰게 되었다. 그래서

「수세보원 들춰보기」라는 제목으로 엮어도 되겠다고 작정했다. 그러다가 〈보제연설〉을 만났다. 이것에 대한 관심의 시작은 이경성 원장이 만든 자료에, '〈보제연설〉에도 사상인 분포 비율이 언급되어 있다'고 써놓은 대목 때문이었다. 사실 이 필사본에 대한 평가가 그리 호의적이지는 않았으므로 처음에는 분포 비율에 대한 확인만 하겠다고 접근했다.

김달래 선배가 출간한 번역본을 중고서점에서 먼저 구했다. 그리고 안상우 박사가 엮은 『한국의학자료집성 Ⅱ』도 구했는데, 1월 1일과 연휴로 끼어 배송이 늦어질 것 같다고 고서책방 주인장이 문자를 보내온 상태였다. 자료를 읽으면 읽을수록 〈보제연설〉은 나를 잡아당겼다. 특히 174자로 써놓은 '보제연설서'는 너무도 강렬했다. 보제연설서는 도입 부분에서 다섯자로 의학을 정의해버린 것이다.

나는 〈보제연설〉 필사본을 만나기 전에 원고 두 장을 썼다. 1월 4일 월요일 점심 때 책이 도착했다. 나는 이미 이것이 동무 공의 저작임을 속으로 확신하고 있었다. 동무 공의 저작임은 물론이고 친필일 수도 있다는 느낌이 나를 사로잡았다. 〈보제연설〉의 발견자요 소장자인 안상우 박사에게 사정이 있어서 아직 〈보제연설〉 실물을 보지는 못했다. 나는 마치 2020년 9월부터 동무 공의 친필과 관련하여 신탁을 받은 것 같다. 그렇게 쓰이고 있다는 것을 절실하게 느낀다.

庚子年十一月二十二日于始興蝸牛書

참고문헌 및 자료

- 李濟馬, 『東醫壽世保元』普及書館 1914.
- 李乙浩, [四象論]『校友會誌』제3호 京城藥專 1933. 1.
- 李濟馬, 『東醫壽世保元』四象辨證醫學研究社 1936. 12. 25.
- 李濟馬, 『詳校懸吐 東醫壽世保元』保元契 1941. 4.
- 崔麟, [自敍傳]『韓國思想』4집 한국사상강좌편집위원회 1962. 8.
- 李濟馬, 『詳校懸吐 東醫壽世保元』1963. 7. 1.
- 洪淳用, 「東武 李濟馬傳(一)」『大韓漢醫學會報』11호 1964.
- 洪淳用, 「東武 李濟馬傳(二)」『大韓漢醫學會報』12호 1964.
- 韓東錫, 『東醫壽世保元註釋』誠理會出版社 1967.
- 이을호, [四象醫學과 血液型]『대한한의학회보』
- 朴奭彦, 「東武公의 逸話」『漢醫學』제35호 1971.
- 『如菴文集(上.下)』여암선생문집편찬위원회 1971. 7. 14.
- 李乙浩·洪淳用, 『四象醫學原論』행림출판사 1977.
- 李豊鎔, 제3의 의학 [醫窓閑話]『漢醫師協報』1983. 3. 15.
- 朴奭彦 譯編, 『東武 格致藁』太陽社 1985. 10. 15.
- 『한국민족문화대백과사전』22권 한국정신문화연구원 1991.
- 역사인물 탐구 이제마, 『WIN』통권 4호 1995. 9.
- 朴性植, 「東武 李濟馬의 家系와 生涯에 對한 研究」『사상의학회지』1996.
- 박성식, 「동무 이제마와 최문환의 난」『사상의학회지』1997.
- 송일병 외, 『四象醫學』집문당 1997. 4. 10.
- 楊普景, 「조선 중기의 私撰邑誌에 관한 연구」『國史館論叢』제81집 1998.
- 조황성, 「사상체질과 유전학」『사상의학회지』1998.
- 李濟馬, 『東醫壽世保元』初版 影印本 四象醫學會 1998.
- 량병무.차광석, 『東武遺稿』국역 한의학대계 15권 해동의학사 1999. 3.

- 량병무, 『東武四象新編』 해동의학사 1999. 3.
- 이창일, 『東武遺稿』 청계 1999. 11. 1.
- 정우열, 「한의학 100년 약사」 『대한의사학회지』 제8권 2호 1999. 12.
- 「8체질의학론 개요」 『東方學志』 제106집 연세대학교 한국학연구소 1999. 12.
- 류제훈, 「남자 음경과 여자의 유방의 체질별 크기에 관한 연구」 『사상체질의학회지』 1999.
- 이경성, 「갑오본 동의수세보원의 체계에 대한 고찰」 『한국한의학연구원논문집』 2000.
- 한경석, 「동의수세보원 갑오본에 관한 연구」 동국대학교 대학원 2000.
- 안상우, 「새로 공개된 사상의학 자료 5종의 史料 가치」 『한국한의학연구원논문집』 2001.
- 한경석, 「동의수세보원 갑오본의 서지학적 연구」 『사상체질의학회지』 2001.
- 朴性植, 「東武遺稿 藥性歌에 對한 研究」 『사상체질의학회지』 2001.
- 안상우, 『한국의학자료집성 Ⅱ』 한국한의학연구원 2001. 7.
- 100년 만에 꽃피운 이제마의 사상의학, 『주간동아』 312호 2001. 11. 30.
- 김달래, 『東醫壽世保元補編』 대성의학사 2002. 5. 30.
- 정지훈, 「한의학술잡지를 중심으로 살펴본 일제시대 한의학의 학술적 경향」 경희대학교 2004.
- 이경성, 「東醫壽世保元 版本에 對한 研究」 『사상체질의학회지』 2005.
- 이의주, 「사상인의 용모에 관한 문헌적 연구」 『사상체질의학회지』 2005.
- 송일병 교수 [한의학은 나의 삶 49話 · 上] 『민족의학신문』 2006. 6. 16.
- 송일병 교수 [한의학은 나의 삶 49話 · 下] 『민족의학신문』 2006. 6. 23.
- 박은아, 「사상체질별 안면부 전체적 형태의 특징에 관한 연구」 『사상체질의학회지』 2008.
- 이태규, 「咸山沙村 東醫壽世保元 甲午舊本과 詳校懸吐東醫壽世保元의 비교 연구」 2008.
- 주종천, 「사상체질별 關格 치료 약물인 巴豆, 甘遂, 瓜蒂의 문헌 고찰」

『사상체질의학회지』 2008.

• 이경성, 「璿源派乘을 中心으로 살펴본 東武 李濟馬의 生涯 研究」 원광대 대학원 2008.

• 이덕일, 국가의 책과 민간의 책『서평문화』 2008년 가을호 한국간행물윤리위원회

• 남석순, 『근대소설의 형성과 출판의 수용미학』 도서출판박이정 2008. 6. 27.

• 최규식, 『仁寺洞 40年 海淳 崔奎植 回顧錄』 도서출판 큐라인 2010. 1.

• 박몽구, 「일제강점기 한민족 출판 연구」『한국출판학연구』 제59호 2010. 12. 15.

• 『사상체질의학회 40년사』 사상체질의학회 2010. 12. 31.

• 최영성, 「한국철학 연구사에서 본 玄庵 李乙浩의 위상」 2011. 2. 6.

• 『묘동교회 100년사』 2011. 6.

• [냉증과 열증] 체질박사(김달래) 블로그 2012. 3. 19.

• 정용재, 『이제마, 인간을 말하다』 정신세계사 2013. 9. 13.

• 이기복, 「동무 이제마의 의학사상과 실천」 서울대학교 대학원 2014. 8.

• 의학론『현암 이을호 전서 19』 한국학술정보 2015. 6.

• 현암 수상록『현암 이을호 전서 25』 한국학술정보 2015. 6.

• 인간 이을호『현암 이을호 전서 26』 한국학술정보 2015. 6.

• 현암 이을호 연구『현암 이을호 전서 27』 한국학술정보 2015. 6.

• 다산학 정립, 사상의학 재건 '실천하는 선비'『신동아』 2015. 8.

• 허훈, 「사상의학의 철학적 배경으로서의 오행론」『철학』 제128집 2016. 8.

• 신상원, 「태음인 氣液 機轉 개념에 대한 연구」 경희대학교 대학원 2017. 2.

• 정용재, 『東醫壽世保元』 글항아리 2018. 1. 8.

• 김남일, 論으로 풀어보는 한국 한의학 (167)『한의신문』 2019. 10. 10.

• 이제마 선생이 최린에게 준 향부자팔물탕 처방전, 유준상『한의신문』 2020. 7. 23.

• 《東武遺稿 藥性歌》

• 韓敏甲 筆寫, 〈石南村本〉 1940년 12월 추정

• 李璟城, [檢索本 東武李濟馬先生 全體 原文資料] 2000. 4. 24.

- 이경성, 「東武 李濟馬 親筆에 對한 參考資料」 2003. 9. 21.
- 이경성, [李鎭胤 선생 장남 이성수 씨 인터뷰 녹취록] 2010. 6. 24.
- 이경성, [洪淳用 선생 장남 홍은표 씨 인터뷰 녹취록] 2010. 8. 3.
- 이경성, [朴奭彦 선생 장남 박영성 씨 인터뷰 녹취록] 2010. 9. 15.
- 한의고전명저총서 http://jisik.kiom.re.kr. 한국한의학연구원
- https://www.ecmstudy.com/ecm-eyes
- 국립국어원 표준국어대사전 https://stdict.korean.go.kr
- 은평구 독립운동가 최승달 / 은평시민신문 http://www.epnews.net
- 나무위키 / 대한민국의 독립운동가 최승달
- 한국민족문화대백과사전 / 이을호
- 인천광역시/인천인물 최승달 https://www.incheon.go.kr/
  IC040314/1518211
- 국립중앙도서관 디지털컬렉션 https://www.nl.go.kr/NL/contents/
  N20103000000.do
- 반거들충이 한무릎공부 https://blog.naver.com/bookgram
- 淸州韓氏 인터넷族譜 http://www.yesjokbo.biz/jokboroot/new_
  default.asp

〈수세보원 壽世保元〉 들춰보기

초판 1쇄 인쇄일   2021년 7월 23일
초판 1쇄 발행일   2021년 7월 27일

지 은 이   이강재
만 든 이   이정옥
디 자 인   황현옥
만 든 곳   행림서원
          서울시 은평구 수색로 340 [202호]
          전화 : 02) 375-8571
          팩스 : 02) 375-8573
          http://blog.naver.com/pyung1976
          이메일   haenglim46@hanmail.net
등록번호   25100-2015-000103호
 ISBN   979-11-89061-08-1   93510
정   가   15,000원